成人 儿童
经络穴位使用图册

郭长青 / 主编

中国医药科技出版社

U0784434

内容提要

本书是一本由北京中医药大学郭长青教授主编的经络穴位使用图册，书中采用超大开本，在真人影像身上套配肌肉骨骼图并标注穴位位置，同时将穴位的精准定位、功能及主治、自我保健或推拿手法操作方法等内容与穴位位置直接连接起来，以便于广大读者快速准确地查找运用穴位。全书主要收录了人体十二正经、任脉和督脉的全部穴位以及儿童特效穴位，内容全面实用、简明扼要、通俗易懂、形象直观，适合广大读者参考阅读。

图书在版编目（CIP）数据

成人儿童经络穴位使用图册 / 郭长青主编 . — 北京 : 中国医药科技出版社 , 2018.6
ISBN 978-7-5214-0192-9

Ⅰ. ①成… Ⅱ. ①郭… Ⅲ. ①经络－图集②穴位－图集 Ⅳ. ① R224.4

中国版本图书馆 CIP 数据核字 (2018) 第 071890 号

美术编辑 陈君杞
版式设计 大隐设计

出版 中国医药科技出版社
地址 北京市海淀区文慧园北路甲 22 号
邮编 100082
电话 发行：010-62227427 邮购：010-62236938
网址 www.cmstp.com
规格 889×1194mm 1/8
印张 6
字数 64 千字
版次 2018 年 6 月第 1 版
印次 2023 年 5 月第 2 次印刷
印刷 北京盛通印刷股份有限公司
经销 全国各地新华书店
书号 ISBN 978-7-5214-0192-9
定价 35.00 元
版权所有 盗版必究
举报电话：010-62228771
本社图书如存在印装质量问题请与本社联系调换

目录

腧穴的定位

常用的定位法，有骨度分寸法、体表标志法、手指比量法和简易取穴法。

骨度分寸法

骨度分寸法，古称“骨度法”，即以体表骨节为主要标志折量周身各部的长度和宽度，定出分寸，作为定穴标准的方法。按照这种方法，不论男女、老幼、高矮、胖瘦，折量的分寸都是一样的，从而很好地解决了在不同人身上定穴取穴的难题。

常用骨度表

部位	起止点	折量分寸	度量法	作用
头部	前发际正中至后发际正中	12	直寸	确定头部腧穴的纵向距离
	眉间（印堂）至前发际正中	3	直寸	确定前或后发际及其头部腧穴的纵向距离
	两额角发际（头维）之间	9	横寸	确定头前部腧穴的横向距离
	耳后两乳突（完骨）之间	9	横寸	确定头后部腧穴的横向距离
胸腹胁部	胸骨上窝（天突）至胸剑结合中点（歧骨）	9	直寸	确定胸部任脉穴的纵向距离
	胸剑结合中点（歧骨）至脐中（神阙）	8	直寸	确定上腹部腧穴的纵向距离
	脐中至耻骨联合上缘（曲骨）	5	直寸	确定下腹部腧穴的纵向距离
	两肩胛骨喙突内侧缘之间	12	横寸	确定胸部腧穴的横向距离
	两乳头之间	8	横寸	确定胸腹部腧穴的横向距离
背腰部	肩胛骨内侧缘（近脊柱侧）至后正中线	3	横寸	确定背腰部腧穴的横向距离
上肢部	腋前、后纹头至肘横纹（平尺骨鹰嘴）	9	直寸	确定上臂部腧穴的纵向距离
	肘横纹（平尺骨鹰嘴）至腕掌（背）侧远端横纹	12	直寸	确定前臂部腧穴的纵向距离
下肢部	耻骨联合上缘至髌底	18	直寸	确定大腿部腧穴的纵向距离
	髌底至髌尖	2	直寸	
	髌尖（膝中）至内踝尖	15	直寸	确定小腿内侧部腧穴的纵向距离
	胫骨内侧髁下方（阴陵泉）至内踝尖	13	直寸	
	股骨大转子至腘横纹（平髌尖）	19	直寸	确定大腿部前外侧部腧穴的纵向距离
	臀沟至腘横纹	14	直寸	确定大腿后部腧穴的纵向距离
	腘横纹（平髌尖）至外踝尖	16	直寸	确定小腿外侧部腧穴的纵向距离
	内踝尖至足底	3	直寸	确定足内侧腧穴的纵向距离

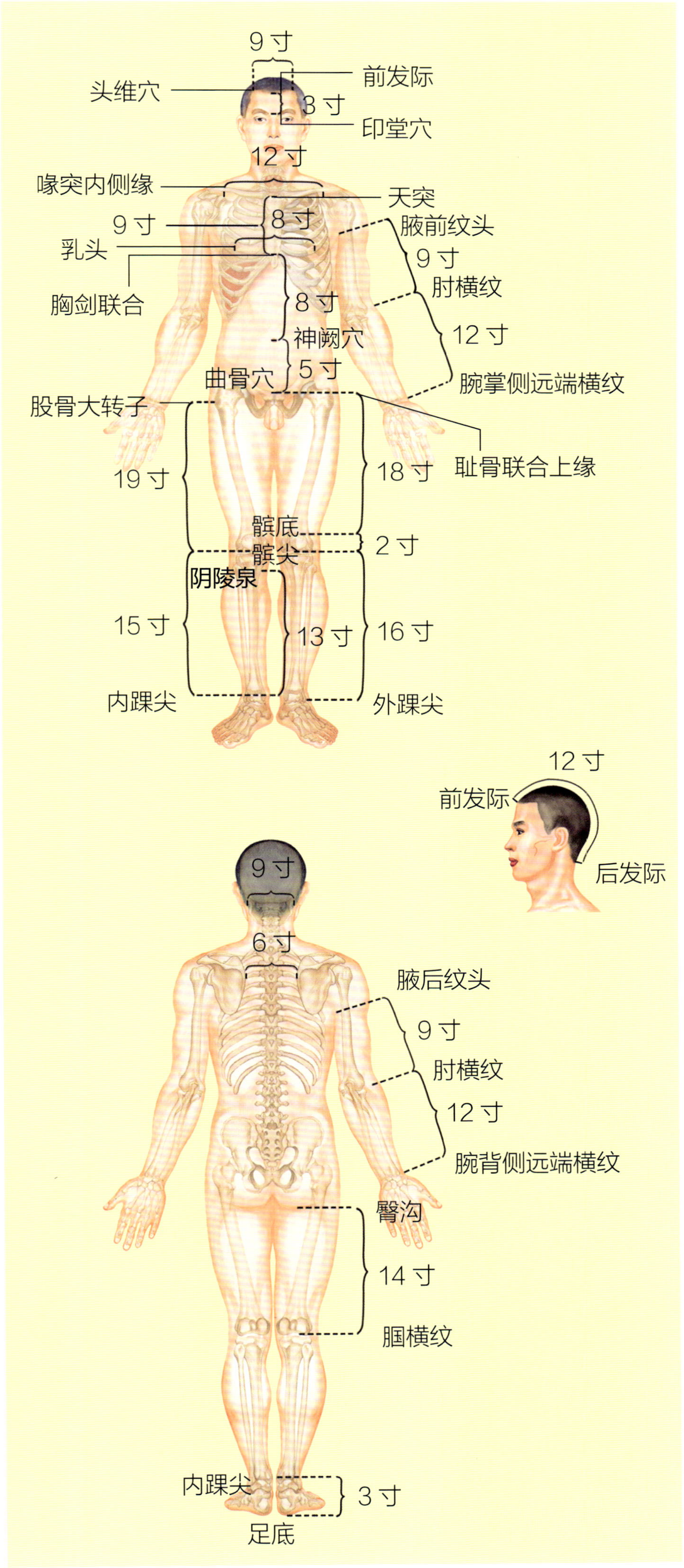

手指比量法

手指比量法，是一种简易的取穴方法，即按照患者本人手指的长度和宽度为标准来取穴，因此这种方法也称“同身寸法”。由于选取的手指不同，节段亦不同，可分为以下几类。

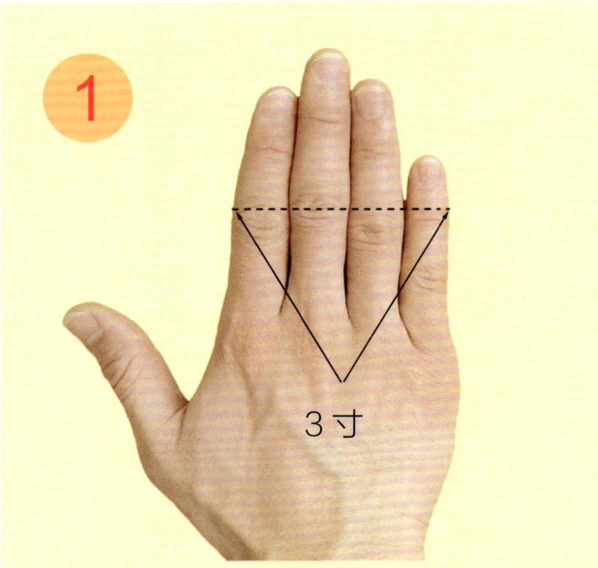

横指同身寸法

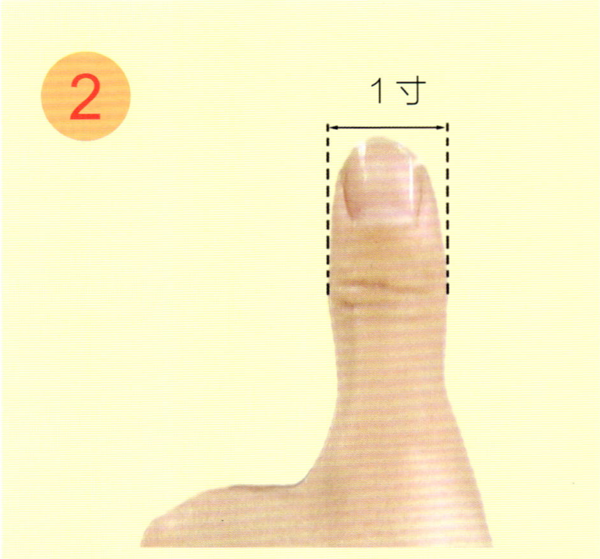

拇指同身寸法

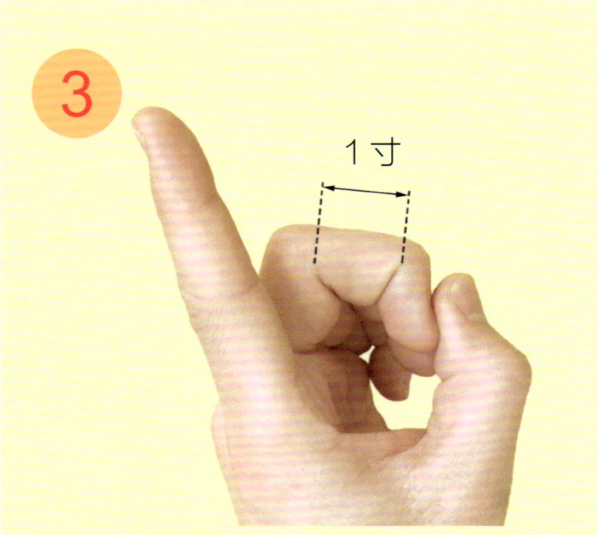

中指同身寸法

1. 横指同身寸法，又称“一夫法”： 将食、中、无名、小指相并拢，以中指中节横纹处为准，量取四横指之横向长度，定为 3 寸。此法多用于腹、背部及下肢部的取穴。

2. 拇指同身寸法： 将拇指伸直，横置于所取部位之上下，依拇指指间关节的横向长度为 1 寸，来量取穴位。

3. 中指同身寸法： 将患者的中指屈曲，以中指指端抵在拇指指腹，形成一环状，将食指伸直，显露出中指的桡侧面，取其中节上、下两横纹头之间的长度，即为同身之 1 寸。这种方法较适用于四肢及脊背横量取穴。

简易取穴法

简易取穴法，是总结历代医家在临床实践中所积累经验而形成的简便易行的量取穴位的方法。如列缺，患者左右两手之虎口交叉，一手食指压在另一手腕后高骨之正中上方，当食指尖到达处的小凹陷处即为本穴。又如劳宫，半握拳，以中指的指尖切压在掌心的第一节横纹上，即为本穴。再如风市，患者两手臂自然下垂，于股外侧中指尖到达处即为本穴。又如垂肩屈肘，肘尖到达躯干侧面的位置即是章门穴。这些取穴方法虽然不是十分精确，但由于腧穴并非针尖大的范围，所以完全可以寻找到有较强的感应处，因此是实用的。

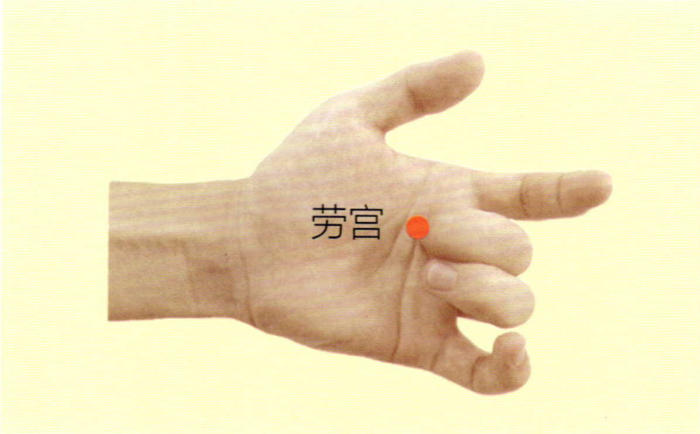

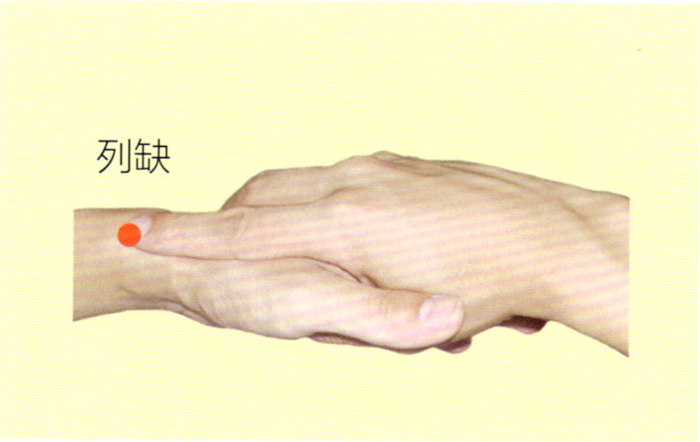

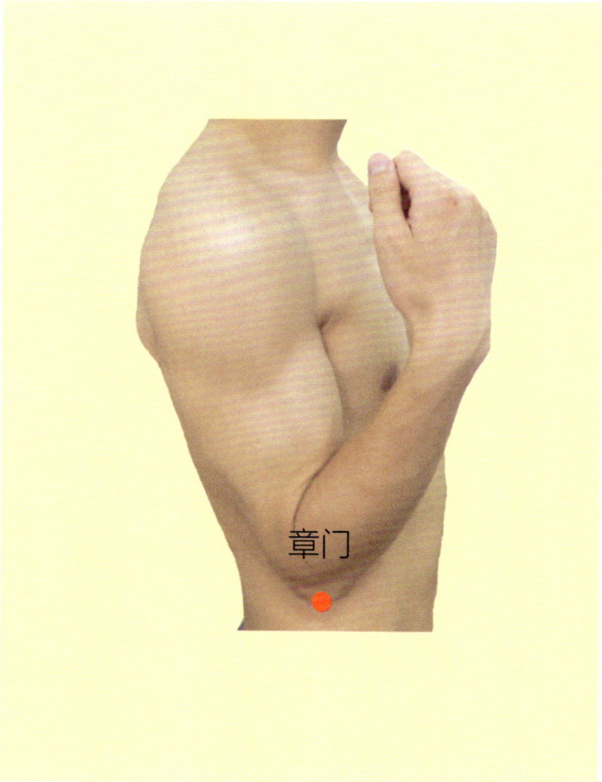

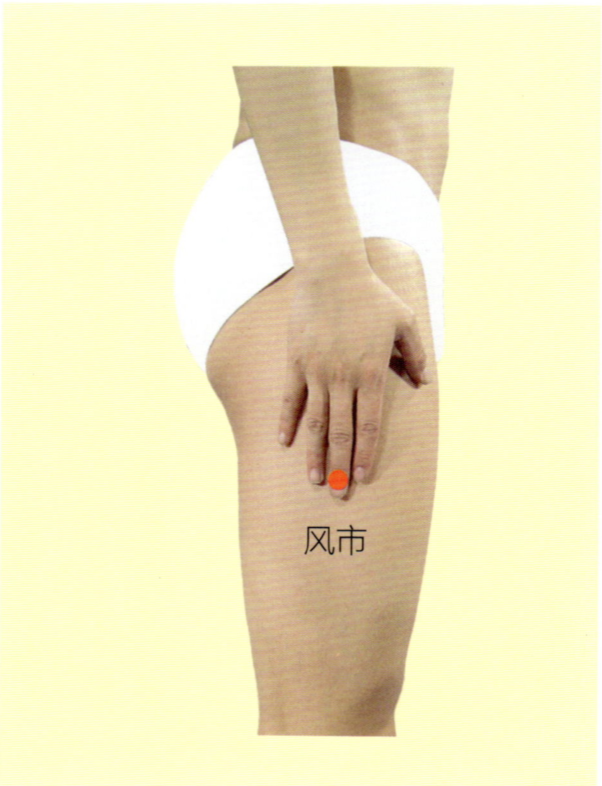

手太阴肺经

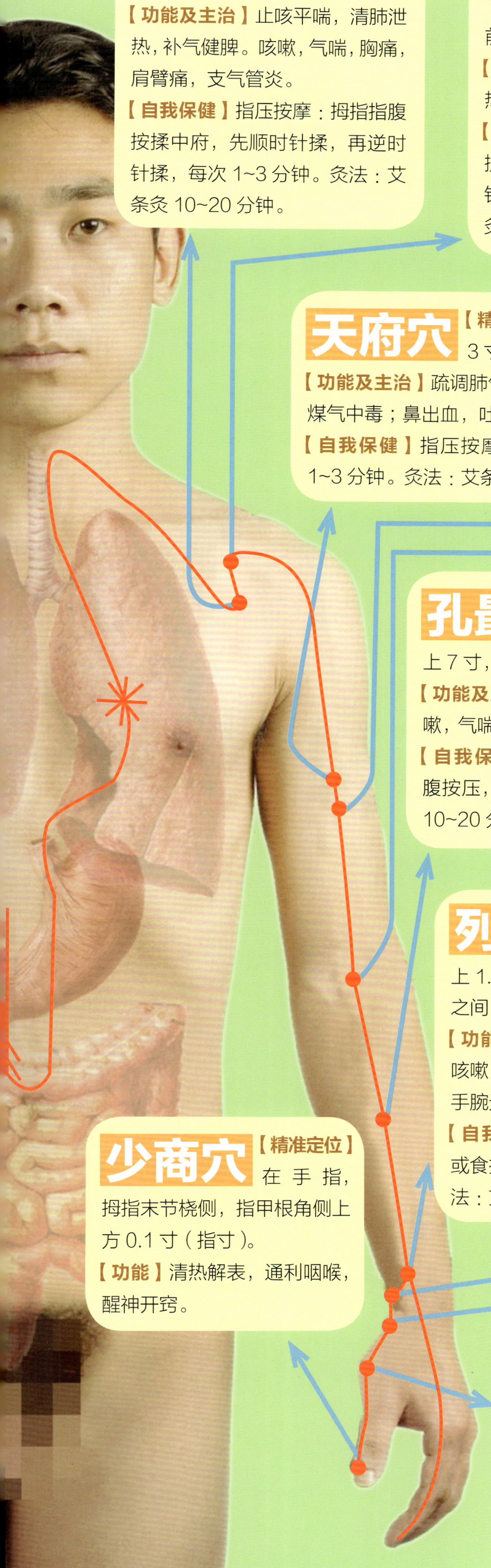

中府穴

【精准定位】在胸部，横平第 1 肋间隙，锁骨下窝外侧，前正中线旁开 6 寸。

【功能及主治】止咳平喘，清肺泄热，补气健脾。咳嗽，气喘，胸痛，肩臂痛，支气管炎。

【自我保健】指压按摩：拇指指腹按揉中府，先顺时针揉，再逆时针揉，每次 1~3 分钟。灸法：艾条灸 10~20 分钟。

云门穴

【精准定位】在胸部，锁骨下窝凹陷中，肩胛骨喙突内缘，前正中线旁开 6 寸。

【功能及主治】肃肺理气，泻四肢热。咳嗽，气喘，胸痛，肩痛。

【自我保健】指压按摩：拇指指腹按揉云门，先顺时针揉，再逆时针揉，每天坚持，每次 1~3 分钟。灸法：艾条灸 5~15 分钟。

侠白穴

【精准定位】在臂前区，腋前纹头下 4 寸，肱二头肌桡侧缘处。

【功能及主治】宣肺理气，宽胸和胃。咳嗽，气喘，胸闷。上臂内侧神经痛。

【自我保健】指压按摩：经常用拇指指腹按揉，每次 1~3 分钟。灸法：艾条灸 5~10 分钟。

天府穴

【精准定位】在臂前区，腋前纹头下 3 寸，肱二头肌桡侧缘处。

【功能及主治】疏调肺气，镇惊止血。咳嗽，气喘，健忘，煤气中毒；鼻出血，吐血，肩臂疼痛。

【自我保健】指压按摩：经常用拇指指腹按揉，每次 1~3 分钟。灸法：艾条灸 5~10 分钟。

尺泽穴

【精准定位】在肘区，肘横纹上，肱二头肌腱桡侧缘凹陷中。

【功能及主治】滋阴润肺，止咳降逆。咳嗽，气喘，咽喉肿痛，小儿惊风，吐泻，肘臂痉挛疼痛。

【自我保健】指压按摩：用拇指指腹按揉或用拇指弹拨尺泽处，每次 1~3 分钟。灸法：艾条灸 5~10 分钟。

孔最穴

【精准定位】前臂前区，腕掌侧远端横纹上 7 寸，尺泽与太渊连线上。

【功能及主治】清热解毒，降逆止血。咳嗽，气喘，咯血，失音，咽喉肿痛，痔疮。

【自我保健】指压按摩：经常用拇指指腹按压，每次 1~3 分钟。灸法：艾条灸 10~20 分钟。

经渠穴

【精准定位】在前臂前区，腕掌侧远端横纹上 1 寸，桡骨茎突与桡动脉之间。

【功能及主治】宣肺平喘，开胸顺气。咳嗽，气喘，咽喉疼痛，胸背痛，手腕痛，气管炎。

【自我保健】指压按摩：拇指与食指并拢，用指腹按揉，每次 3~5 分钟。灸法：艾条灸 5~10 分钟。因靠近桡动脉，不宜瘢痕灸。

列缺穴

【精准定位】前臂，腕掌侧远端横纹上 1.5 寸，拇短伸肌腱与拇长展肌腱之间，拇长展肌腱沟的凹陷中。

【功能及主治】祛风散邪，通调任脉。咳嗽，气喘，偏头痛，颈椎病，咽喉痛，手腕无力。

【自我保健】指压按摩：经常用拇指或食指指腹按压，每次 1~3 分钟。灸法：艾条灸 5~10 分钟。

太渊穴

【精准定位】腕前区，桡骨茎突与舟状骨之间，拇长展肌腱尺侧凹陷中。

【功能及主治】止咳化痰，通调血脉，健脾益气。咳嗽，气喘，咽喉疼痛，失音，胸闷，心痛；头痛，牙痛，口眼歪斜，手腕疼痛无力，呕吐，遗尿，糖尿病。

【自我保健】指压按摩：用拇指指甲尖掐按太渊，每次 1~3 分钟。灸法：艾条灸 5~10 分钟，因靠近桡动脉，不宜瘢痕灸。

少商穴

【精准定位】在手指，拇指末节桡侧，指甲根角侧上方 0.1 寸（指寸）。

【功能】清热解表，通利咽喉，醒神开窍。

鱼际穴

【精准定位】在手外侧，第一掌骨桡侧中点赤白肉际处。

【功能及主治】疏风清热，宣肺利咽。咳血，扁桃体炎，头痛，乳腺炎，手指痛，心悸，小儿单纯性消化不良。

【自我保健】指压按摩：用另一只手的拇指或食指按压鱼际，感觉酸痛最佳，平时也可以经常用两手互搓。灸法：艾条灸 3~5 分钟。

手阳明大肠经

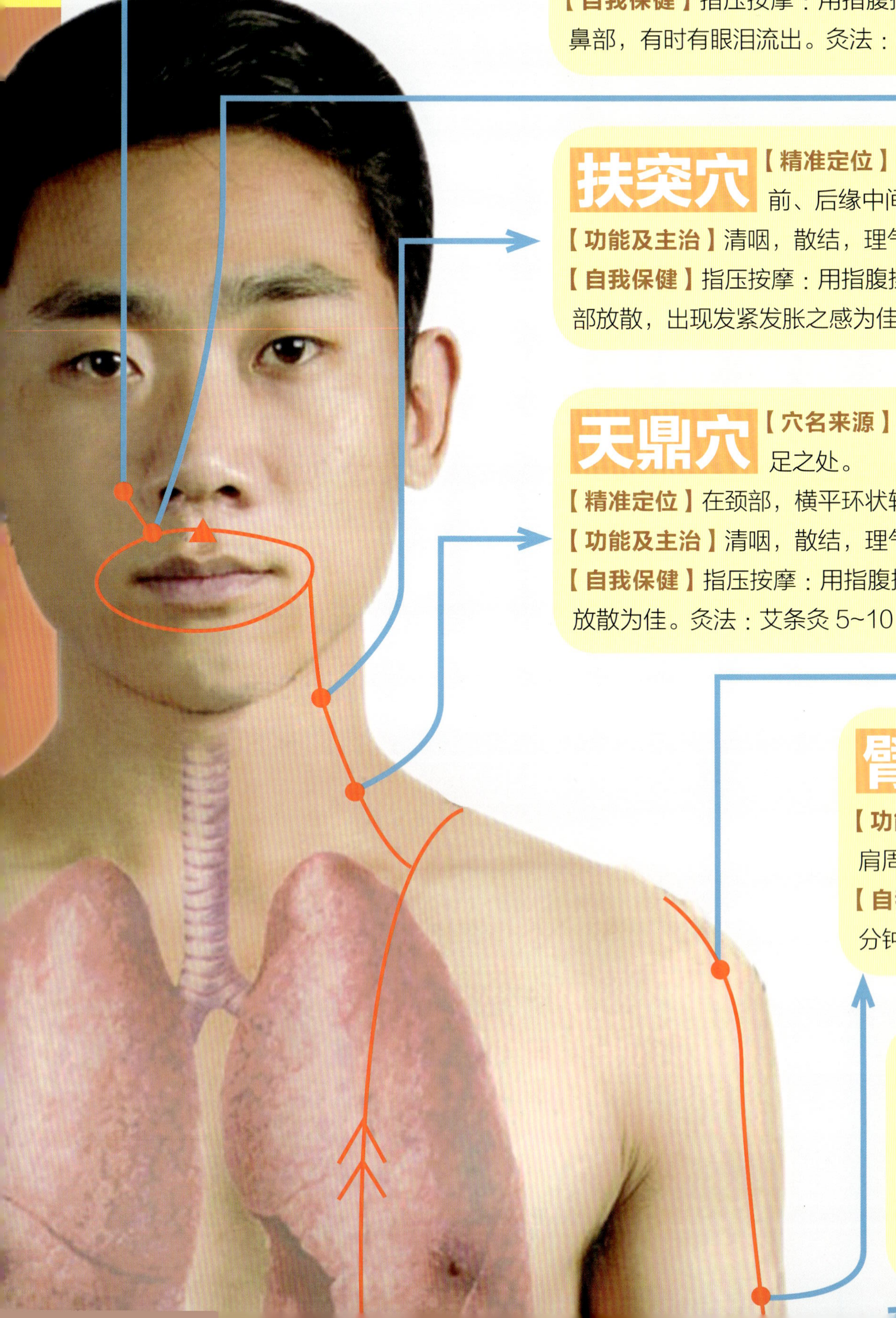

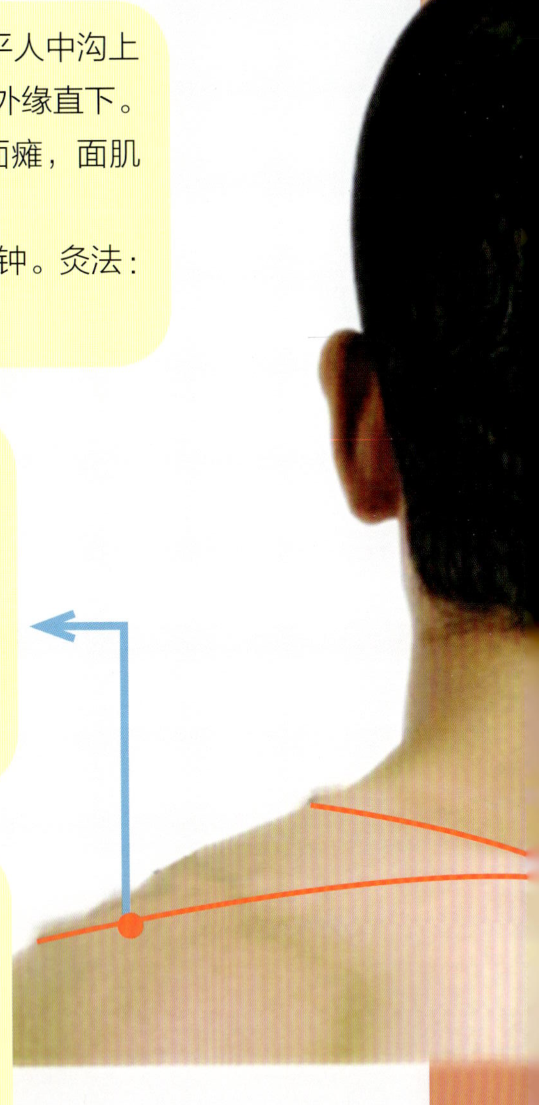

迎香穴

【精准定位】在面部，鼻翼外缘中点，鼻唇沟中。

【功能及主治】通窍祛风，理气止痛。鼻塞，不闻香臭，面瘫，面肌痉挛，面痒，便秘。

【自我保健】指压按摩：用指腹揉按，每次 1~3 分钟，局部酸胀感可扩散至鼻部，有时有眼泪流出。灸法：艾条灸 5~10 分钟。

扶突穴

【精准定位】在胸锁乳突区，横平喉结，当胸锁乳突肌的前、后缘中间。

【功能及主治】清咽，散结，理气，化痰。咳嗽，气喘，咽喉肿痛，呃逆。

【自我保健】指压按摩：用指腹揉按，每次 1~3 分钟，以局部酸胀，向咽喉部放散，出现发紧发胀之感为佳。灸法：艾条灸 5~10 分钟。

天鼎穴

【穴名来源】天，天空；鼎，头形似鼎。穴在颈部，似鼎足之处。

【精准定位】在颈部，横平环状软骨，胸锁乳突肌后缘。

【功能及主治】清咽，散结，理气，化痰。咳嗽，气喘，咽喉肿痛，梅核气。

【自我保健】指压按摩：用指腹揉按，每次 1~3 分钟，以局部酸胀并向咽喉放散为佳。灸法：艾条灸 5~10 分钟。

臂臑穴

【精准定位】在臂部，曲池上 7 寸，三角肌前缘处。

【功能及主治】清热明目，祛风通络。肩臂疼痛，肩周炎。

【自我保健】指压按摩：用指腹揉按，每次 1~3 分钟。灸法：艾条温灸 10~20 分钟。

肘髎穴

【精准定位】在肘区，肱骨外上髁上缘，髁上嵴的前缘。

【功能及主治】通经活络。肩臂疼痛，上肢麻木，嗜睡。

【自我保健】指压按摩：用拇指指腹揉按肘髎，以局部酸胀，并向前臂或肘部放射为佳。灸法：艾条灸 5~20 分钟。

口禾髎穴

【精准定位】在面部，横平人中沟上 1/3 与下 2/3 交点，鼻孔外缘直下。

【功能及主治】祛风开窍。鼻塞流涕，流鼻血，面瘫，面肌痉挛，腮腺炎。

【自我保健】指压按摩：用指腹揉按，每次 1~3 分钟。灸法：艾条灸 5~10 分钟。

巨骨穴

【精准定位】在肩胛区，锁骨肩峰端与肩胛冈之间凹陷中。

【功能及主治】通经活络。肩臂痛，半身不遂，吐血，皮炎。

【自我保健】指压按摩：用指腹揉按，每次 1~3 分钟。灸法：艾条温灸 10~20 分钟。

肩髃穴

【精准定位】在肩峰前下方，当肩峰与肱骨大结节之间凹陷处。

【功能及主治】通利关节，疏散风热。肩臂痛，半身不遂，乳腺炎。

【自我保健】指压按摩：用指腹按压肩髃或用手掌搓揉肩髃，酸胀感可以扩散至肩关节周围。灸法：艾条灸 5~15 分钟。

手五里穴

【精准定位】在臂部，肘横纹上 3 寸，曲池与肩连线上。

【功能及主治】理气散结，通经活络。胃痛，嗜睡，手臂痛，咳嗽，疟疾。

【自我保健】指压按摩：用拇指指腹揉按，每次 1~3 分钟。灸法：艾条灸 5~20 分钟。

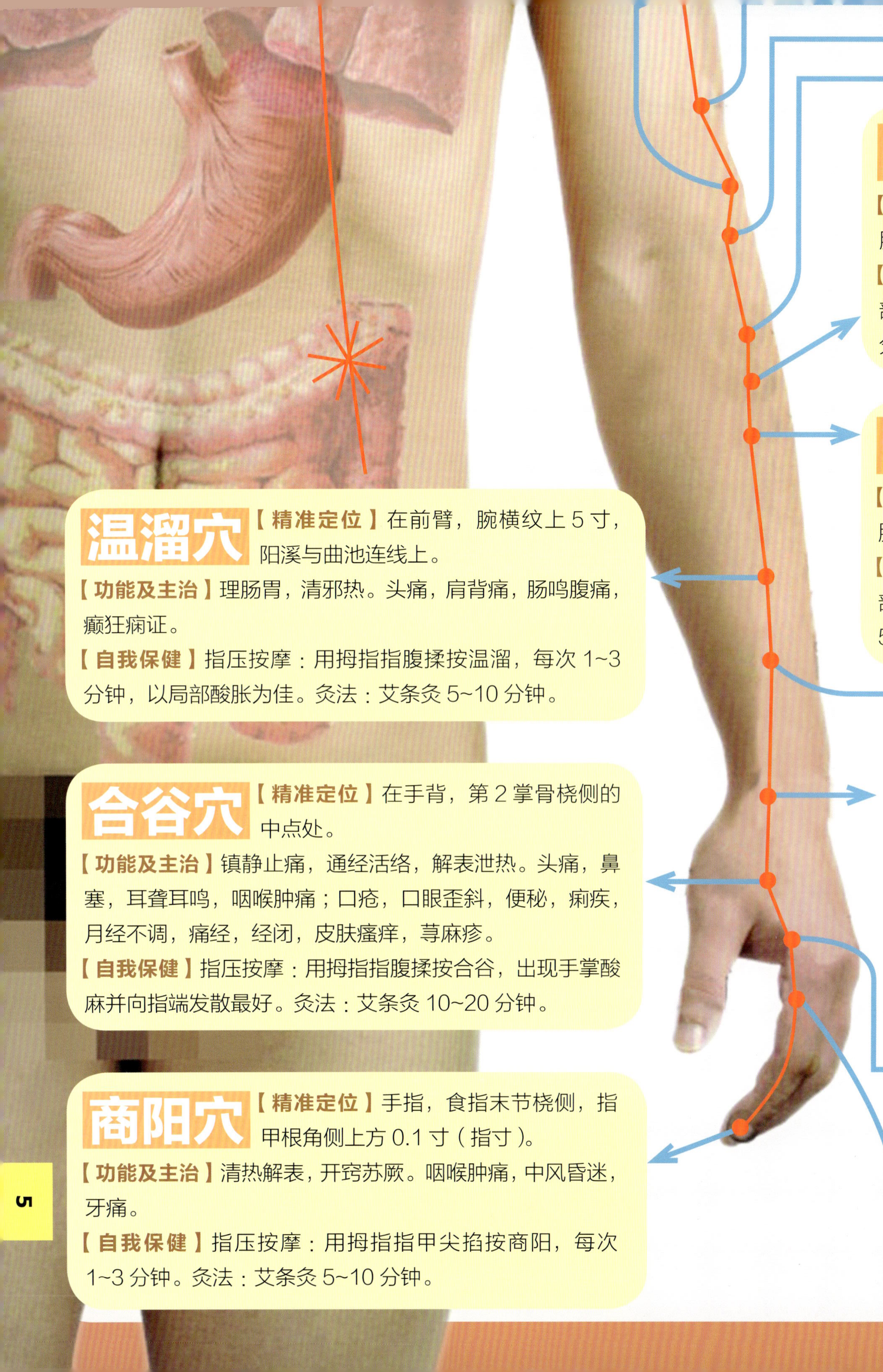

温溜穴

【精准定位】在前臂，腕横纹上 5 寸，阳溪与曲池连线上。

【功能及主治】理肠胃，清邪热。头痛，肩背痛，肠鸣腹痛，癫狂痫证。

【自我保健】指压按摩：用拇指指腹揉按温溜，每次 1~3 分钟，以局部酸胀为佳。灸法：艾条灸 5~10 分钟。

合谷穴

【精准定位】在手背，第 2 掌骨桡侧的中点处。

【功能及主治】镇静止痛，通经活络，解表泄热。头痛，鼻塞，耳聋耳鸣，咽喉肿痛；口疮，口眼歪斜，便秘，痢疾，月经不调，痛经，经闭，皮肤瘙痒，荨麻疹。

【自我保健】指压按摩：用拇指指腹揉按合谷，出现手掌酸麻并向指端发散最好。灸法：艾条灸 10~20 分钟。

商阳穴

【精准定位】手指，食指末节桡侧，指甲根角侧上方 0.1 寸（指寸）。

【功能及主治】清热解表，开窍苏厥。咽喉肿痛，中风昏迷，牙痛。

【自我保健】指压按摩：用拇指指甲尖掐按商阳，每次 1~3 分钟。灸法：艾条灸 5~10 分钟。

上廉穴

【精准定位】前臂，肘横纹下 3 寸，阳溪与曲池连线上。

【功能及主治】调肠腑，通经络。腹痛，腹胀，吐泻，肠鸣。头痛，眩晕，手臂肩膀肿痛。

【自我保健】指压按摩：用拇指指腹揉按上廉，以局部酸胀并向下放射至手为佳。灸法：艾条灸 5~10 分钟。

下廉穴

【精准定位】前臂，肘横纹下 4 寸，阳溪与曲池连线上。

【功能及主治】调肠胃，清邪热，通经络。腹痛，腹胀，吐泻，手肘肩无力，气喘，乳腺炎。

【自我保健】指压按摩：用拇指指腹揉按下廉，以局部酸胀感并向手臂及手指放射为佳。灸法：艾条灸 5~10 分钟。

阳溪穴

【精准定位】在腕区，腕背侧远端横纹桡侧，桡骨茎突远端，解剖学“鼻咽窝”凹陷中。

【功能及主治】清热散风，舒筋利节。头痛，耳聋，耳鸣，齿痛，咽喉肿痛，目赤肿痛。

【自我保健】指压按摩：用拇指指腹揉按阳溪，每次 1~3 分钟，以局部酸胀为佳。灸法：艾条灸 10~20 分钟。

曲池穴

【精准定位】在肘区，尺泽与肱骨外上髁上连线的中点处。

【功能及主治】清热祛风，调和营血，降逆活络。咽喉肿痛，咳嗽，气喘；腹痛，齿痛，目赤痛，头痛，高血压。

【自我保健】指压按摩：用拇指指腹揉按或弹拨曲池，每次 1~3 分钟。灸法：艾条灸 5~20 分钟。

手三里穴

【精准定位】前臂，肘横纹下 2 寸，阳溪与曲池连线上。

【功能及主治】通经活络，清热明目，理气通腑。腹痛，腹胀，呕吐，泄泻，齿痛，面颊肿痛，腰痛，肩臂痛。

【自我保健】指压按摩：用拇指指腹揉按手三里，以局部酸胀沉重并向手背部扩散为佳。灸法：艾条灸 10~20 分钟。

偏历穴

【精准定位】在前臂，腕背侧远端横纹上 3 寸，阳溪与曲池连线上。

【功能及主治】清热利尿，通经活络。头痛，目赤肿痛，耳聋，耳鸣，齿痛，咽喉肿痛。

【自我保健】指压按摩：用拇指指腹揉按偏历，每次 1~3 分钟，以局部酸胀为佳。灸法：艾条灸 5~10 分钟。

三间穴

【精准定位】在手指，第 2 掌指关节桡侧近端凹陷中。

【功能及主治】清泄热邪，止痛利咽。眼睑痒痛，咽喉肿痛，胸闷，气喘，手指肿痛。

【自我保健】指压按摩：用拇指指腹揉按三间数次，每次 1~3 分钟。灸法：艾条灸 5~10 分钟。

二间穴

【精准定位】手指，第 2 掌指关节桡侧远端赤白肉际处。

【功能及主治】解表清热，通利咽喉。目痛，目黄，齿痛口干，口眼歪斜，食指屈伸不利、疼痛，肩背痛。

【自我保健】指压按摩：用拇指指腹揉按二间，每次 1~3 分钟。灸法：艾条灸 5~10 分钟。

足阳明胃经（一）

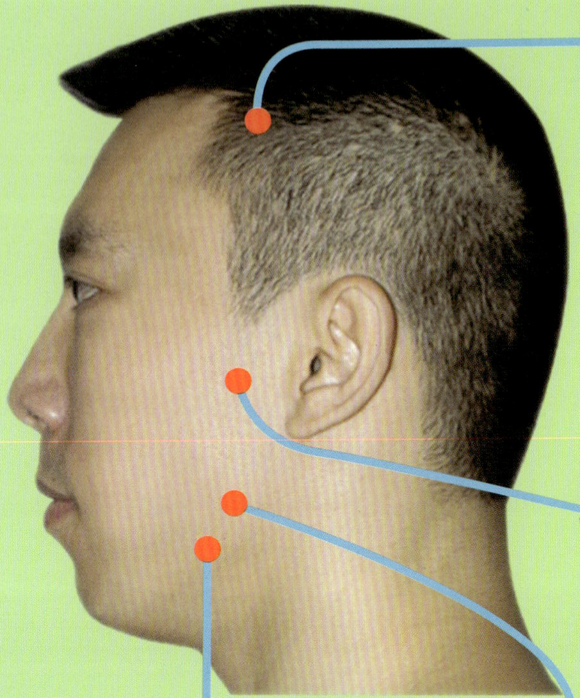

头维穴

【精准定位】头部，额角发际直上 0.5 寸，头正中线旁开 4.5 寸处。

【功能及主治】清头明目，止痛镇痉。偏正头痛，目痛，迎风流泪，视物不明，呕吐，心胸烦满。

【自我保健】指压按摩：用食指指腹揉按头维，每次 1~3 分钟。灸法：艾条灸 5~10 分钟。

下关穴

【精准定位】面部，颧弓下缘中央与下颌切迹之间凹陷处。

【功能及主治】消肿止痛、益气聪耳、通关利窍。牙齿痛，耳聋，耳鸣，眩晕，中耳炎，聋哑。

【自我保健】指压按摩：用食指指腹揉按下关，每次 1~3 分钟。灸法：艾条灸 10~20 分钟。

大迎穴

【精准定位】面部，下颌角前方，咬肌附着部的前缘凹陷中，面动脉搏动处。

【功能及主治】祛风通络，消肿止痛。口角歪斜，牙痛，颈痛。

【自我保健】指压按摩：用食指腹揉按大迎。灸法：艾条灸 10~20 分钟。

颊车穴

【精准定位】面部，下颌角前上方一横指（中指）。

【功能及主治】祛风清热，开关通络。口眼歪斜，颊肿，齿痛，颈椎病。

【自我保健】指压按摩：经常用手轻轻拍打两侧颊车。灸法:艾条灸 10~20 分钟。

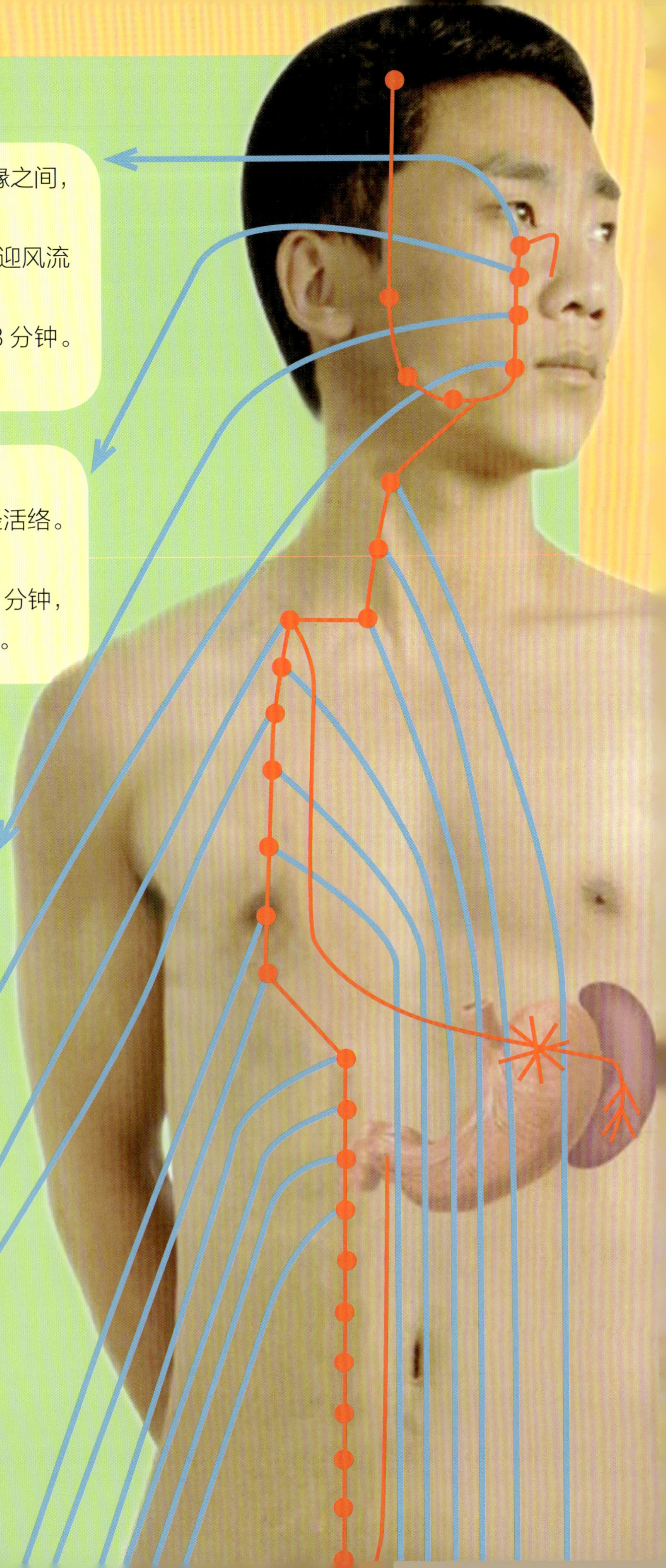

承泣穴

【精准定位】面部，眼球与眶下缘之间，瞳孔直下。

【功能及主治】散风清热，明目止泪。目赤肿痛，迎风流泪，口眼歪斜。

【自我保健】指压按摩：用食指腹揉按，每次 1~3 分钟。灸法：艾条温和灸 5~10 分钟。

四白穴

【精准定位】面部，眶下孔处。

【功能及主治】祛风明目，通经活络。目赤痛痒，迎风流泪，口眼歪斜。

【自我保健】指压按摩：用食指腹揉按，每次 1~3 分钟，以局部酸胀为最佳。灸法：艾条温和灸 5~10 分钟。

巨髎穴

【精准定位】面部，横平鼻翼下缘，瞳孔直下。

【功能及主治】清风息风，明目退翳。口眼歪斜，牙痛，唇颊肿。

【自我保健】指压按摩：用食指腹揉按巨髎，每次 1~3 分钟。灸法：艾条灸 5~10 分钟。

地仓穴

【精准定位】面部，当口角旁开 0.4 寸（指寸）。

【功能及主治】祛风止痛，舒筋活络。口角歪斜，流涎，牙痛，面颊肿。

【自我保健】指压按摩：经常用指腹稍用力按压两侧地仓。灸法：艾条灸 5~10 分钟。

缺盆穴

【精准定位】颈外侧区，锁骨上大窝，锁骨上缘凹陷中，前正中线旁开 4 寸。

【功能及主治】宽胸利膈，止咳平喘。咳嗽，气喘，咽喉肿痛，肩痛。上肢麻痹，腰痛。

【自我保健】指压按摩：用拇指指腹按压缺盆，以局部酸胀，并向上臂放射为佳。灸法：艾条灸 5~10 分钟。

库房穴

【精准定位】胸部，第 1 肋间隙，前正中线旁开 4 寸。

【功能及主治】理气宽胸，清热化痰。胸胁胀痛，咳嗽喘息。

【自我保健】指压按摩：用拇指指腹按压库房，每次 1~3 分钟。灸法：艾条灸 5~10 分钟。

乳中穴

【精准定位】胸部，乳头中央。

【备注】此穴为胸部取穴标志，不用于治疗。

承满穴

【精准定位】上腹部，脐中上 5 寸，前正中线旁开 2 寸。

【功能及主治】理气和胃，降逆止呕。胃痛，呕吐，腹胀，肠鸣，食欲不振。

【自我保健】指压按摩：用拇指或掌根按揉承满，每次 1~3 分钟。灸法：艾条灸 5~10 分钟。

气户穴

【精准定位】胸部，锁骨下缘，前正中线旁开 4 寸。

【功能及主治】理气宽胸，止咳平喘。胸背痛，咳嗽，呃逆。

【自我保健】指压按摩：用拇指指腹轻轻按压气户，每次 1~3 分钟。灸法：艾条灸 5~10 分钟。

气舍穴

【精准定位】胸锁乳突肌区，锁骨上小窝，锁骨胸骨端上缘，胸锁乳突肌的胸骨头与锁骨头中间的凹陷中。

【功能及主治】清咽利肺，理气散结。咳嗽，咽喉肿痛，颈部强痛，吐逆，饮食难下。

【自我保健】指压按摩：经常用拇指指腹按压气舍，每次 1~3 分钟。灸法：艾条灸 5~10 分钟。

乳根穴

【精准定位】胸部，第 5 肋间隙，前正中线旁开 4 寸。

【功能及主治】通乳化瘀，宣肺利气。胸痛，胸闷，咳喘。乳汁不足，乳腺炎。

【自我保健】指压按摩：从乳根向乳中推揉，每次 1~3 分钟。灸法：艾条灸 10~20 分钟。

梁门穴

【精准定位】上腹部，脐中上 4 寸，前正中线旁开 2 寸。

【功能及主治】和胃理气，健脾调中。胃痛，呕吐，腹胀，肠鸣，食欲不振，呕血等。

【自我保健】指压按摩：用拇指或掌根按揉梁门，每次 1~3 分钟。灸法：艾条灸 5~10 分钟。

膺窗穴

【精准定位】胸部，第 3 肋间隙，前正中线旁开 4 寸。

【功能及主治】止咳化痰，消痈止痒。咳嗽，气喘，乳腺炎。

【自我保健】指压按摩：用拇指指腹按压膺窗，每次 1~3 分钟。灸法：艾条灸 5~10 分钟。

水突穴

【精准定位】颈部，横平环状软骨，胸锁乳突肌的前缘。

【功能及主治】清热利咽，降逆平喘。咳嗽，咽喉肿痛，呕吐，饮食难下。

【自我保健】指压按摩：经常用拇指指腹按压水突，每次 1~3 分钟。灸法：艾条灸 5~10 分钟。

不容穴

【精准定位】上腹部，脐中上 6 寸，前正中线旁开 2 寸。

【功能及主治】调中和胃，理气止痛。腹胀，胃痛，呕吐，食欲不振。

【自我保健】指压按摩：用拇指按揉不容，每次 3~5 分钟。灸法：艾条灸 5~10 分钟。

关门穴

【精准定位】上腹部，脐中上 3 寸，前正中线旁开 2 寸。

【功能及主治】调理肠胃，利水消肿。胃痛，呕吐，腹胀，肠鸣，食欲不振。

【自我保健】指压按摩：用拇指或掌根按揉关门，每次 1~3 分钟，以局部感觉沉重发胀为佳。灸法：艾条灸 5~10 分钟。

屋翳穴

【精准定位】胸部，第 2 肋间隙，前正中线旁开 4 寸。

【功能及主治】止咳化痰，消痈止痒。咳嗽，气喘，乳腺炎。

【自我保健】指压按摩：用拇指指腹按压屋翳，每次 1~3 分钟。灸法：艾条灸 5~10 分钟。

人迎穴

【精准定位】颈部，横平喉结，胸锁乳突肌前缘，颈总动脉搏动处。

【功能及主治】利咽散结，理气降逆。咽喉肿痛，食欲不振，头痛，眩晕。

【自我保健】指压按摩：经常用拇指指腹按压人迎，每次 1~3 分钟。灸法：艾条灸 5~10 分钟。

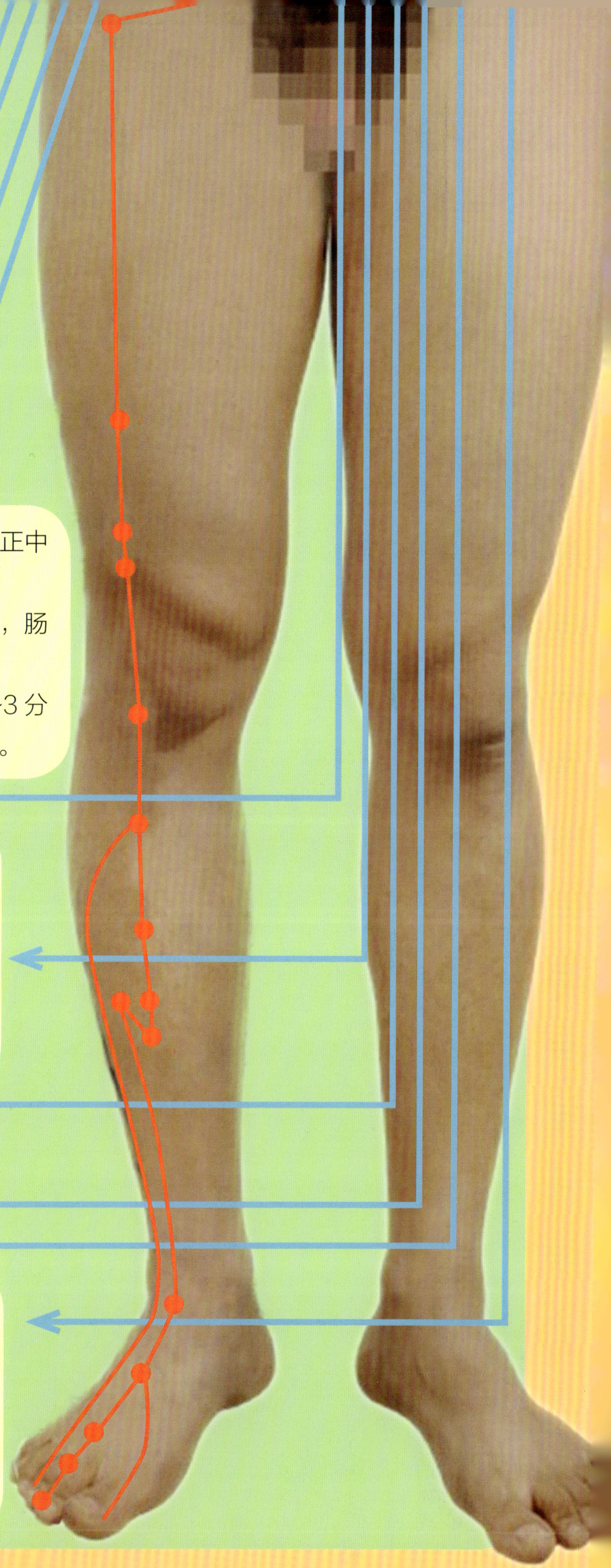

足阳明胃经（二）

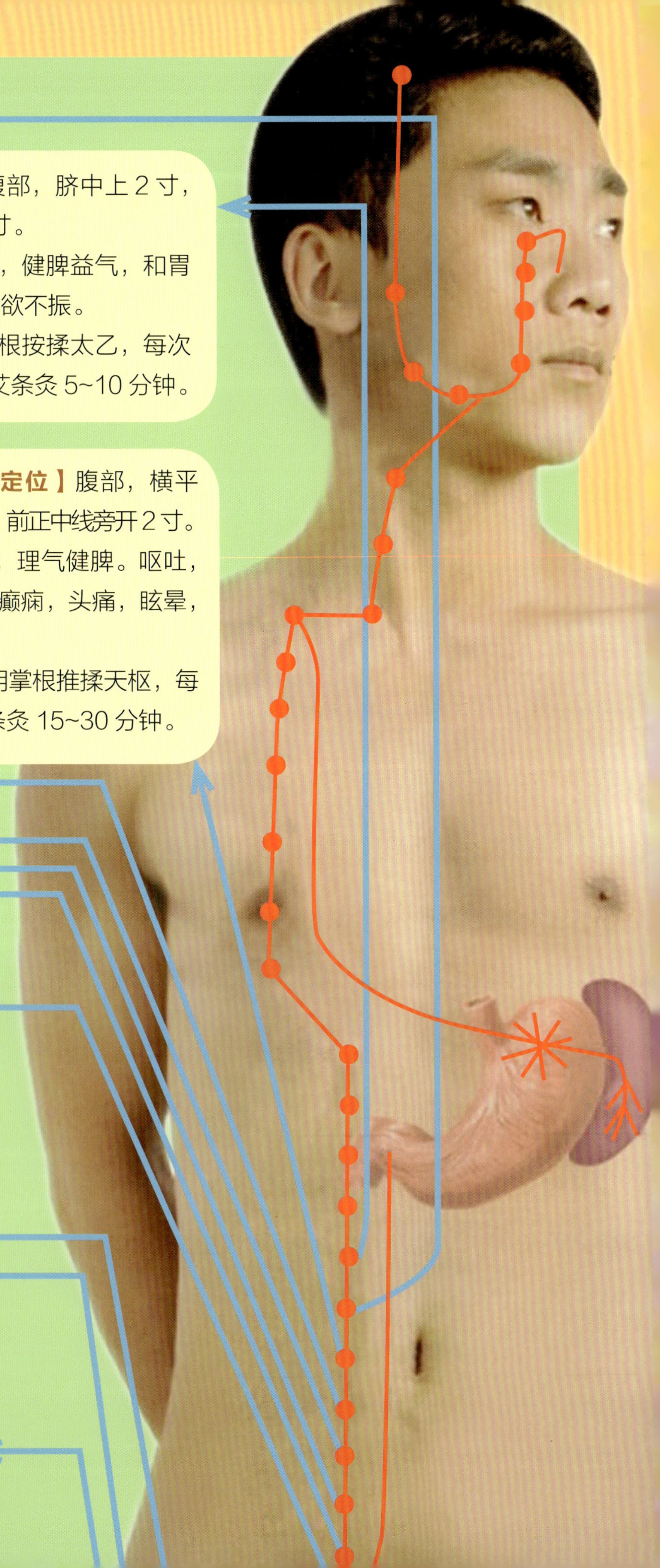

大巨穴

【精准定位】下腹部，脐中下 2 寸，前正中线旁开 2 寸。

【功能及主治】调肠胃，固肾气。便秘，腹痛，遗精，早泄，阳痿，疝气，小便不利。

【自我保健】指压按摩：经常按揉大巨，以局部酸胀为佳。灸法：艾条灸 10~20 分钟。

水道穴

【精准定位】下腹部，脐中下 3 寸，前正中线旁开 2 寸。

【功能及主治】利水消肿，调经止痛。便秘，腹痛，小腹胀痛，痛经，小便不利。

【自我保健】指压按摩：经常按揉水道，以局部酸胀并向阴部放射为佳。灸法：艾条灸 5~10 分钟。

归来穴

【精准定位】下腹部，脐中下 4 寸，前下中线旁开 2 寸。

【功能及主治】活血化瘀，调经止痛。腹痛，阴睾上缩入腹，疝气，闭经，白带。

【自我保健】指压按摩：坚持按揉归来，以下腹有酸胀感为佳。灸法：艾炷灸 5~10 壮，艾条灸 10~20 分钟。

髀关穴

【精准定位】股前区，股直肌近端、缝匠肌与阔筋膜张肌 3 条肌肉之间凹陷中。

【功能及主治】强腰膝，通经络。腰膝疼痛，下肢酸软麻木。

【自我保健】指压按摩：经常按揉髀关，以局部出现酸胀感为佳。灸法：艾条灸 10~20 分钟。

伏兔穴

【精准定位】股前区，髌底上 6 寸，髂前上棘与髌底外侧端的连线上。

【功能及主治】散寒化湿，疏通经络。腰膝疼痛，下肢酸软麻木，足麻不仁。

【自我保健】指压按摩：坚持用指腹按压伏兔，以局部酸胀为佳。灸法：艾条灸 10~20 分钟。

滑肉门穴

【精准定位】上腹部，脐中上 1 寸，前正中线旁开 2 寸。

【功能及主治】涤痰开窍，镇惊安神，理气和胃，降逆止呕。胃痛，呕吐，腹胀，肠鸣，食欲不振。

【自我保健】指压按摩：用掌根推揉滑肉门，每次 1~3 分钟。灸法：艾条灸 5~10 分钟。

外陵穴

【精准定位】下腹部，脐中下 1 寸，前正中线旁开 2 寸。

【功能及主治】和胃化湿，理气止痛。胃脘痛，腹痛，腹胀，疝气，痛经。

【自我保健】指压按摩：经常按揉外陵，以局部酸胀为佳。灸法：艾条灸 5~10 分钟。

气冲穴

【精准定位】腹股沟区，耻骨联合上缘，前正中线旁开 2 寸，动脉搏动处。

【功能及主治】调经血，舒宗筋，理气止痛。阳痿，疝气，不孕，腹痛，月经不调。

【自我保健】指压按摩：坚持用指腹按压气冲，以局部酸胀并向生殖器扩散为佳。灸法：艾条灸 10~20 分钟。

阴市穴

【精准定位】股前区，髌底上 3 寸，股直肌肌腱外侧缘。

【功能及主治】温经散寒，理气止痛。腰膝冷痛，麻痹，下肢不遂。

【自我保健】指压按摩：用拇指指腹轻轻按揉阴市，以局部酸胀感为佳。灸法：艾条灸 10~20 分钟。

太乙穴

【精准定位】上腹部，脐中上 2 寸，前正中线旁开 2 寸。

【功能及主治】涤痰开窍，镇惊安神，健脾益气，和胃消食。胃痛，呕吐，腹胀，肠鸣，食欲不振。

【自我保健】指压按摩：用拇指或掌根按揉太乙，每次 1~3 分钟。灸法：艾炷灸 3~5 壮，艾条灸 5~10 分钟。

天枢穴

【精准定位】腹部，横平脐中，前正中线旁开 2 寸。

【功能及主治】调中和胃，理气健脾。呕吐，食欲不振，便秘，痛经，癫痫，头痛，眩晕，荨麻疹，腰痛。

【自我保健】指压按摩：用掌根推揉天枢，每次 1~3 分钟。灸法：艾条灸 15~30 分钟。

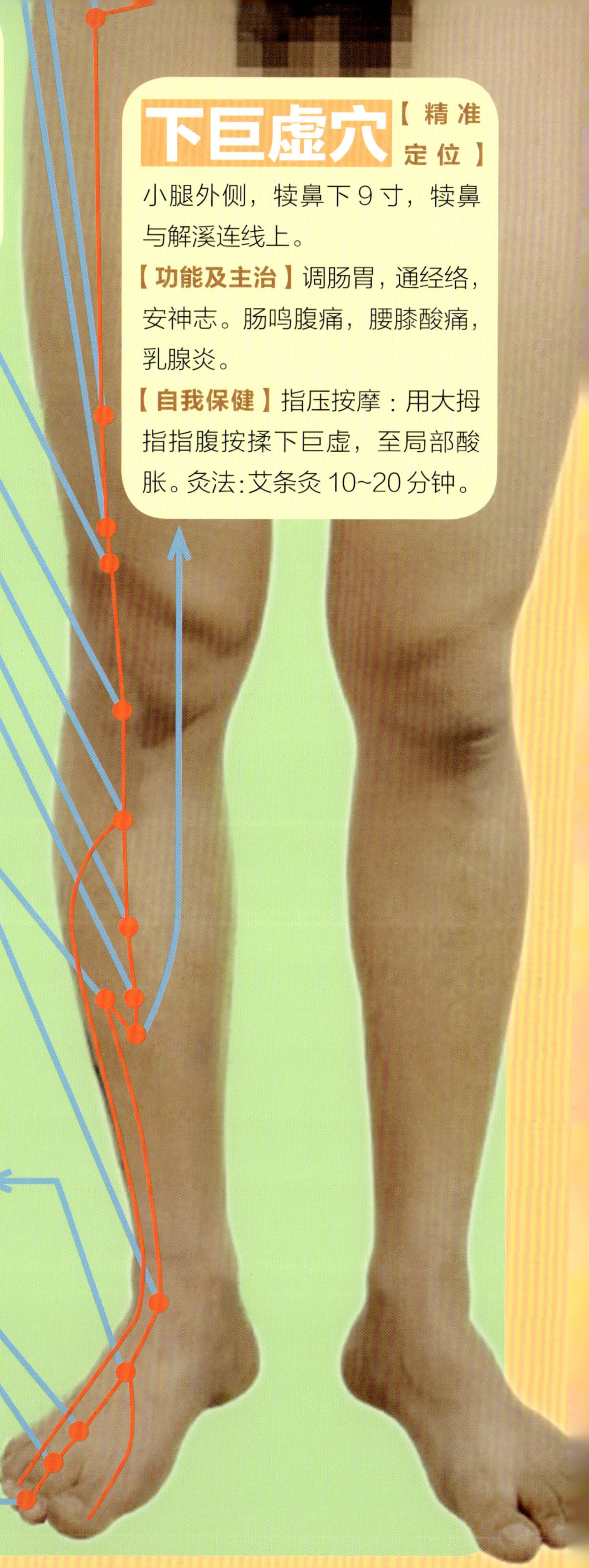

足三里穴

【精准定位】小腿前外侧，犊鼻下3寸，犊鼻与解溪连线上。

【功能及主治】健脾和胃，扶正培元，通经活络，升降气机。胃痛，呕吐，腹胀，肠鸣，消化不良，便秘，痢疾，心悸气短，乳腺炎，头晕，耳鸣，眼目诸疾。

【自我保健】指压按摩：用大拇指指腹按揉足三里，每次5~10分钟。灸法：艾条灸10~20分钟。

犊鼻穴

【精准定位】在膝前区，髌韧带外侧凹陷中。

【功能及主治】通经活络，消肿止痛。膝部痛，腰痛，冷痹不仁。

【自我保健】指压按摩：用拇指指腹按揉犊鼻，以膝关节出现酸胀沉重为佳。灸法：艾条灸10~20分钟。

梁丘穴

【精准定位】股前区，髌底上2寸，股外侧肌与股直肌肌腱之间。

【功能及主治】理气和胃，通经活络。胃痛，泄泻，膝脚腰痛。

【自我保健】指压按摩：用拇指指腹按揉梁丘，以局部出现酸胀感为佳。灸法：艾条灸10~20分钟。

下巨虚穴

【精准定位】小腿外侧，犊鼻下9寸，犊鼻与解溪连线上。

【功能及主治】调肠胃，通经络，安神志。肠鸣腹痛，腰膝酸痛，乳腺炎。

【自我保健】指压按摩：用大拇指指腹按揉下巨虚，至局部酸胀。灸法：艾条灸10~20分钟。

上巨虚穴

【精准定位】小腿外侧，当犊鼻下6寸，距胫骨前缘一横指（中指）。

【功能及主治】调和肠胃，通经活络。泄泻，便秘，腹胀，肠鸣，肠痈。

【自我保健】指压按摩：用大拇指指腹按揉足三里，每次1~3分钟。灸法：艾条灸10~20分钟。

条口穴

【精准定位】小腿外侧，犊鼻下8寸，犊鼻与解溪连线上。

【功能及主治】舒筋活络，理气和中。脘腹疼痛，痢疾，泄泻，便秘，腹胀，小腿冷痛，肩背痛。

【自我保健】指压按摩：用拇指指腹按揉条口，每次1~3分钟。灸法：艾条温灸5~20分钟。

丰隆穴

【精准定位】小腿外侧，外踝尖上8寸，胫骨前肌的外缘。

【功能及主治】健脾化痰，和胃降逆，通便，开窍。胃痛，癫狂，梅核气，哮喘。

【自我保健】指压按摩：经常用大拇指指腹按压丰隆，每次3~5分钟。灸法：艾条灸10~20分钟。

陷谷穴

【精准定位】在足背，第2、3跖骨间，第2跖趾关节近端凹陷中。

【功能及主治】清热解表，和胃行水，理气止痛。肠鸣腹痛，面目浮肿，水肿，足背肿痛。

【自我保健】指压按摩：每天坚持用指腹按压陷谷，每次3~5分钟。灸法：艾灸5~10分钟。

解溪穴

【精准定位】踝区，踝关节前面中央凹陷中，拇长伸肌腱与趾长伸肌腱之间。

【功能及主治】舒筋活络，清胃化痰，镇惊安神。头面浮肿，头痛，眩晕，便秘，下肢痿痹。

【自我保健】指压按摩：用大拇指指腹按揉解溪，至局部酸胀。灸法：艾条灸5~10分钟。

冲阳穴

【精准定位】足背，第2跖骨基底部与中间楔状骨关节处，可触及足背动脉。

【功能及主治】和胃化痰，通络宁神。头重，头痛，口眼歪斜，压痛，胃痛，足背红肿。

【自我保健】指压按摩：经常用拇指指腹用力按压冲阳，每次3~5分钟。灸法：艾条灸5~10分钟。

内庭穴

【精准定位】在足背，第2、3趾间，趾蹼缘后方赤白肉际处。

【功能及主治】清胃泻火，理气止痛。腹痛，腹胀，泄泻，牙痛，失眠多梦，足背肿痛。

【自我保健】指压按摩：经常用拇指指腹用力压按内庭，每次1~3分钟。灸法：艾条灸5~10分钟。

厉兑穴

【精准定位】在足趾，第2趾末节外侧，趾甲根角侧后方0.1寸（指寸）。

【功能及主治】清热和胃，苏厥醒神，通经活络。口眼歪斜，齿痛，鼻流黄涕，神经衰弱，消化不良，足痛。

【自我保健】指压按摩：用拇指指腹按压厉兑，每次1~3分钟。灸法：艾条灸5~10分钟。

足太阴脾经

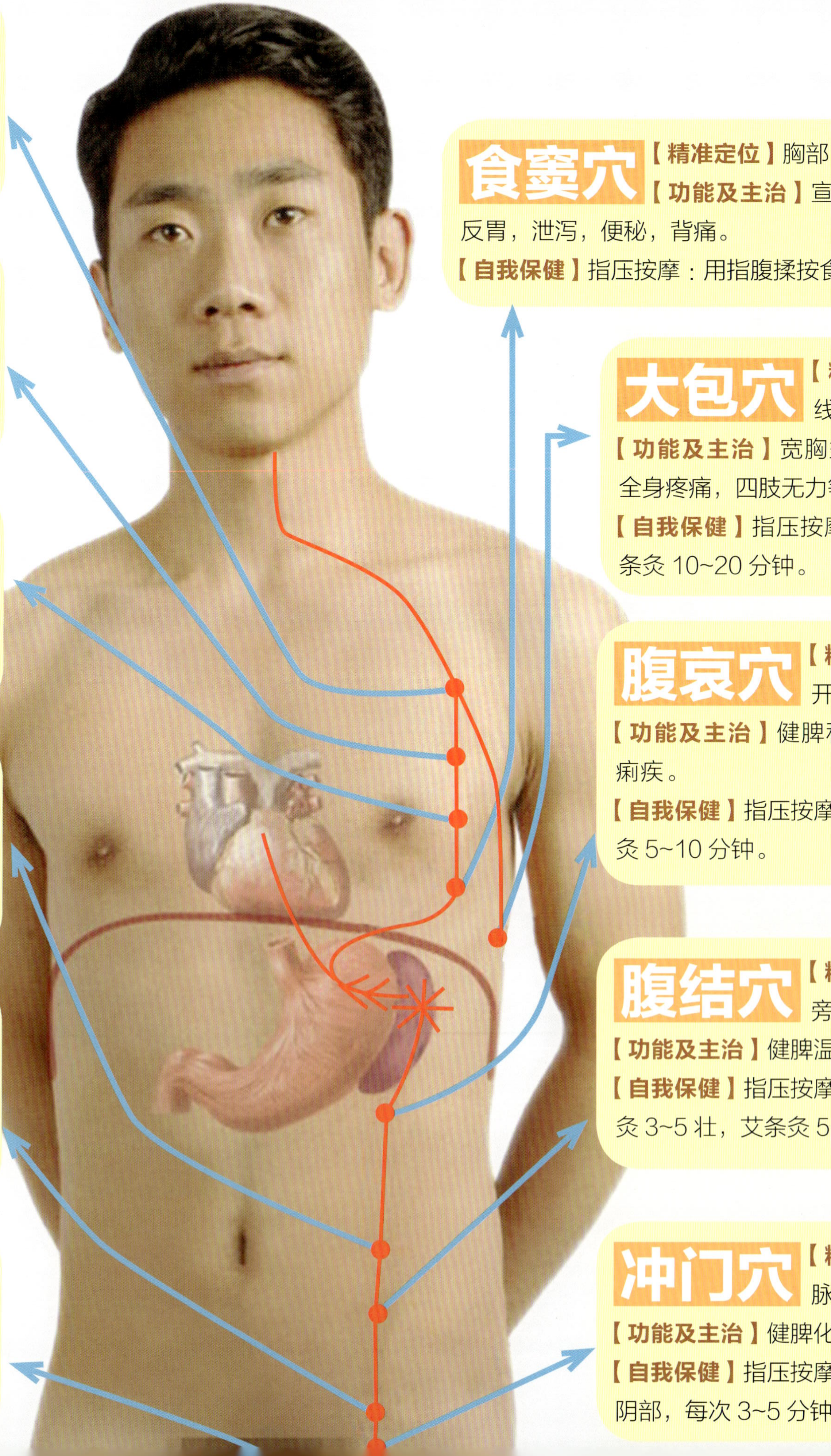

周荣穴

【精准定位】胸部，第 2 肋间隙，前正中线旁开 6 寸。

【功能及主治】宣肺平喘，理气化痰。胸胁胀满，胁肋痛，咳嗽，咳痰。

【自我保健】指压按摩：用指腹揉按周荣，至局部酸胀。灸法：艾条灸 5~10 分钟。

胸乡穴

【精准定位】胸部，第 3 肋间隙，前正中线旁开 6 寸。

【功能及主治】宣肺止咳，理气止痛。胸胁胀痛，胸引背痛不得卧，咳嗽。

【自我保健】指压按摩：用指腹揉按胸乡，至局部酸胀。灸法：艾条灸 5~10 分钟。

天溪穴

【精准定位】胸部，第 4 肋间隙，前正中线旁开 6 寸。

【功能及主治】宽胸理气，止咳通乳。咳嗽，胸痛，乳腺炎，乳汁少。

【自我保健】指压按摩：用指腹揉按天溪，至局部酸胀。灸法：艾条灸 5~10 分钟。

大横穴

【精准定位】腹部，脐中旁开 4 寸。

【功能及主治】温中散寒，调理肠胃。腹胀，腹痛，痢疾，泄泻，便秘，四肢无力。

【自我保健】指压按摩：用拇指指腹轻轻按压大横，至局部酸胀，每次 3~5 分钟。灸法：艾条灸 10~20 分钟。

府舍穴

【精准定位】下腹部，脐中下 4 寸，前正中线旁开 4 寸。

【功能及主治】健脾理气，散结止痛。腹痛，疝气，腹部胀满。

【自我保健】指压按摩：用指腹揉按府舍，至局部酸胀。灸法：艾条灸 5~10 分钟。

箕门穴

【精准定位】股前区，髌底内侧端与冲门的连线上 1/3 与 2/3 交点，长收肌和缝匠肌交界的动脉搏动处。

【功能及主治】健脾渗湿，通利下焦。小便不通，遗尿，下肢麻木。

【自我保健】指压按摩：用指甲向下掐按箕门，至局部酸胀，每次 1~3 分钟。灸法：艾条灸 5~10 分钟。

食窦穴

【精准定位】胸部，第 5 肋间隙，前正中线旁开 6 寸。

【功能及主治】宣肺平喘，健脾和中，利水消肿。咳嗽，气喘，反胃，泄泻，便秘，背痛。

【自我保健】指压按摩：用指腹揉按食窦，至局部酸胀。灸法：艾条灸 5~10 分钟。

大包穴

【精准定位】胸外侧区，第 6 肋间隙，在腋中线上。

【功能及主治】宽胸益脾，调理气血。气喘，咳嗽，咳痰，胸闷，全身疼痛，四肢无力等。

【自我保健】指压按摩：用指腹揉按大包，至局部酸胀。灸法：艾条灸 10~20 分钟。

腹哀穴

【精准定位】上腹部，脐中上 3 寸，前正中线旁开 4 寸。

【功能及主治】健脾和胃，理气调肠。绕脐痛，消化不良，便秘，痢疾。

【自我保健】指压按摩：用指腹揉按腹哀，至局部酸胀。灸法：艾条灸 5~10 分钟。

腹结穴

【精准定位】下腹部，脐中下 1.3 寸，前正中线旁开 4 寸。

【功能及主治】健脾温中，宣通降逆。绕脐腹痛，便秘，泄泻，疝气。

【自我保健】指压按摩：用指腹揉按腹结，至局部酸胀。灸法：艾炷灸 3~5 壮，艾条灸 5~10 分钟。

冲门穴

【精准定位】腹股沟区，腹股沟斜纹中，髂外动脉搏动处的外侧。

【功能及主治】健脾化湿，理气解痉。腹痛，腹胀，月经过多。

【自我保健】指压按摩：用指腹揉按冲门，至腹股沟酸胀感扩散至外阴部，每次 3~5 分钟。灸法：艾条灸 10~20 分钟。

血海穴

【精准定位】股前区，髌底内侧端上 2 寸，股内侧肌隆起处。

【功能及主治】调经统血，健脾化湿。腹痛，腹胀，月经过多，湿疹。

【自我保健】指压按摩：经常用指甲掐按血海，至局部酸胀感向膝关节放射。灸法：艾条灸 10~20 分钟。

漏谷穴

【精准定位】小腿内侧，内踝尖上 6 寸，胫骨内侧缘后际。

【功能及主治】健脾和胃，利尿除湿。脾胃虚弱，消化不良，阳痿，下肢神经痛或瘫痪。

【自我保健】指压按摩：用指腹揉按漏谷，每次 1~3 分钟。灸法：艾条灸 5~10 分钟。

商丘穴

【精准定位】踝区，内踝前下方，舟骨粗隆与内踝尖连线中点凹陷中。

【功能及主治】健脾化湿，通调肠胃。呕吐，泄泻，便秘，小儿惊风，足踝痛；乳腺炎。

【自我保健】指压按摩：经常用指甲掐按商丘，至局部酸胀。灸法：艾条灸 10~20 分钟。

公孙穴

【精准定位】跖区，当第 1 跖骨底的前下缘赤白肉际处。

【功能及主治】健脾胃，调冲任。腹痛，胃痛，泄泻，痢疾，痛经，失眠。

【自我保健】指压按摩：经常用指甲掐按公孙，至局部酸胀。灸法：艾条灸 10~20 分钟。

隐白穴

【精准定位】足趾，大趾末节内侧，趾甲根角侧后方 0.1 寸（指寸）。

【功能及主治】调经统血，健脾回阳。月经过多，腹胀，多梦，癫狂。

【自我保健】指压按摩：经常用指甲掐按隐白，每次 1~3 分钟。灸法：艾条灸 5~10 分钟。

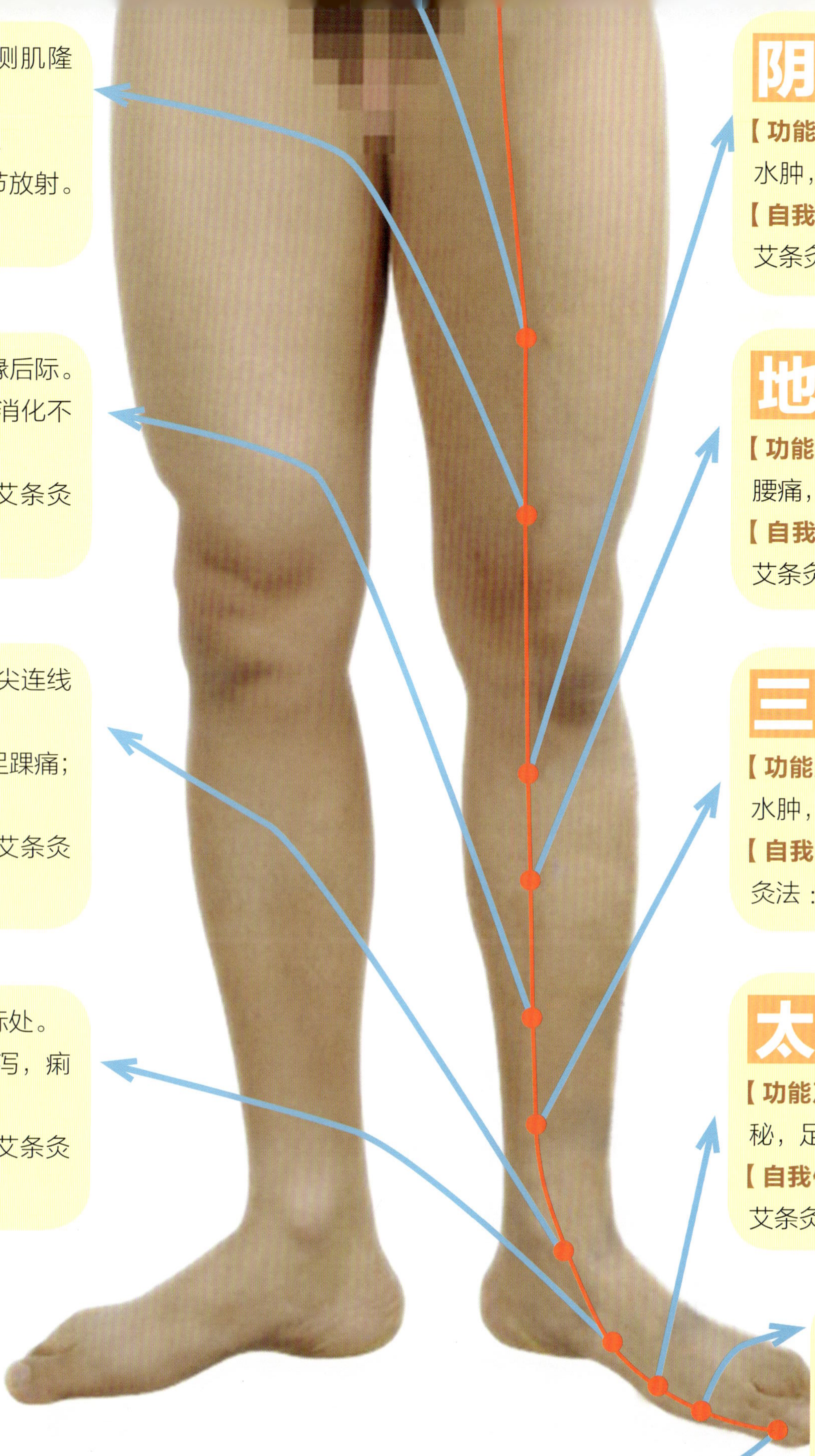

阴陵泉穴

【精准定位】小腿内侧，胫骨内侧髁下缘与胫骨内侧缘之间的凹陷中。

【功能及主治】清利湿热，健脾理气，益肾调经，通经活络。腹泻，水肿，痛经，膝痛。

【自我保健】指压按摩：用指腹揉按阴陵泉，每次 1~3 分钟。灸法：艾条灸 5~10 分钟。

地机穴

【精准定位】小腿内侧，阴陵泉下 3 寸，胫骨内侧缘后际。

【功能及主治】健脾渗湿，调经止带。食欲不振，胃痉挛，月经不调，腰痛，腿麻。

【自我保健】指压按摩：用指腹揉按地机，每次 1~3 分钟。灸法：艾条灸 5~10 分钟。

三阴交穴

【精准定位】小腿内侧，内踝尖上 3 寸，胫骨内侧缘后际。

【功能及主治】健脾胃，益肝肾，调经带。脾胃虚弱，腹痛，胃痛，水肿，男科疾病，妇科疾病。

【自我保健】指压按摩：经常用指腹揉按三阴交，每次 5~10 分钟。灸法：艾条灸 10~20 分钟。

太白穴

【精准定位】跖区，第 1 跖趾关节近端赤白肉际凹陷中。

【功能及主治】健脾和胃，清热化湿。胃痛，腹胀，腹痛，泄泻，便秘，足痛。

【自我保健】指压按摩：经常用指甲掐按太白，至局部酸胀。灸法：艾条灸 5~10 分钟。

大都穴

【精准定位】足趾，第 1 跖趾关节远端赤白肉际凹陷中。

【功能及主治】泄热止痛，健脾和中。腹胀，腹痛，胃痛，便秘，小儿惊厥。

【自我保健】指压按摩：经常用指甲掐按大都，至局部酸胀。灸法：艾条灸 5~10 分钟。

手少阴心经

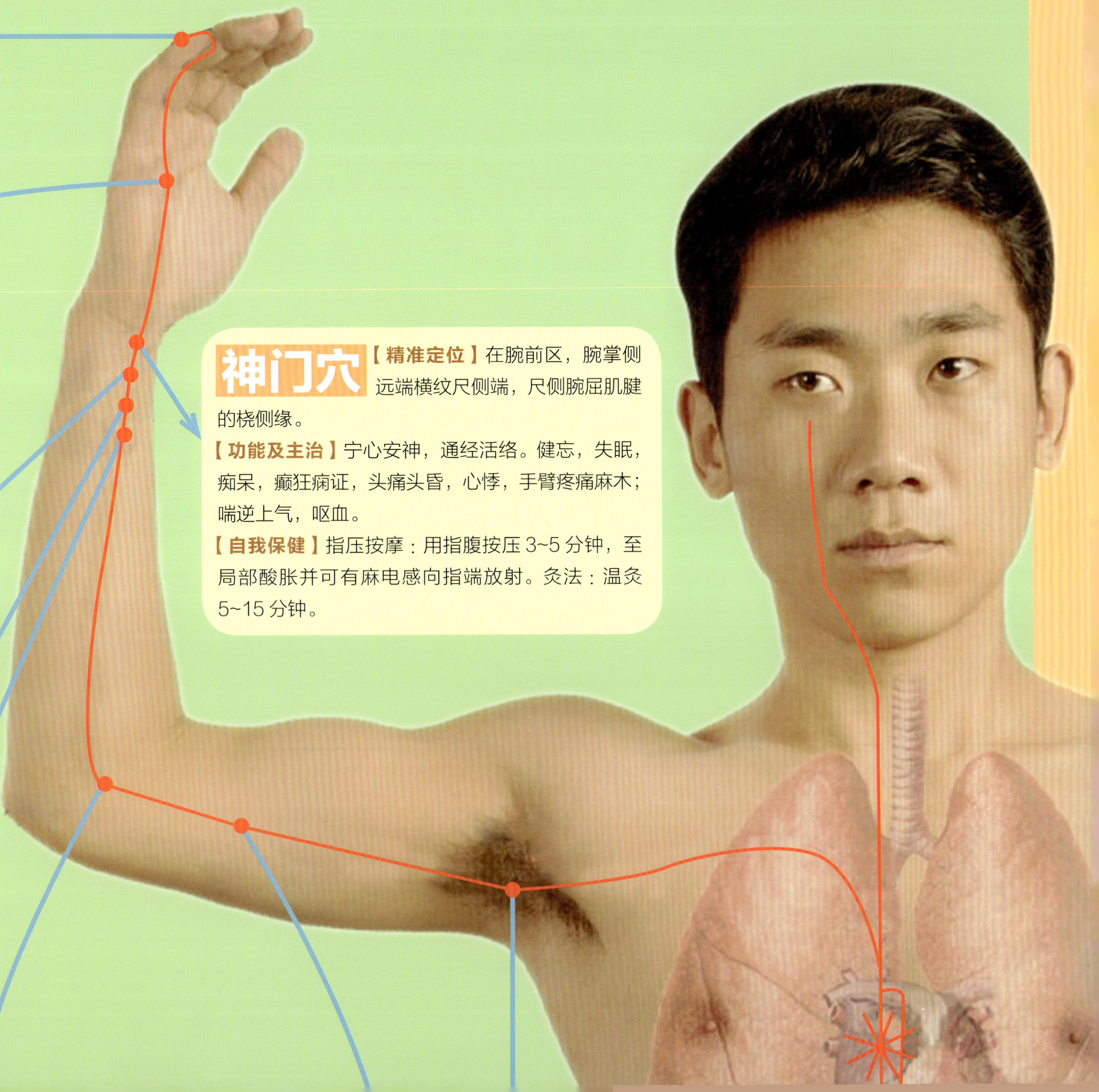

少冲穴

【精准定位】在手指，小指末节桡侧，指甲根角侧上方 0.1 寸（指寸）。

【功能及主治】清热息风，醒神开窍，理血通经。心悸，胸胁痛，癫狂，中风昏迷，肘臂肿痛，急救穴之一。

【自我保健】指压按摩：用指腹按压 3~5 分钟。灸法：灸 5~10 分钟。

少府穴

【精准定位】在手掌，横平第 5 掌指关节近端，第 4、5 掌骨之间。

【功能及主治】清心泻火，理气活络。心悸，胸痛，善惊，掌心发热，手小指拘挛，臂神经痛。

【自我保健】指压按摩：用指腹按压 3~5 分钟，至局部胀痛向肘部或小指放射。灸法：灸 5~7 分钟。

阴郄穴

【精准定位】在前臂前区，腕掌侧远端横纹上 0.5 寸，尺侧腕屈肌腱的桡侧缘。

【功能及主治】清心安神，固表开音。惊悸，健忘，失眠，衄血，盗汗，胃脘痛。

【自我保健】指压按摩：用拇指指腹按揉阴郄，每次 3~5 分钟。灸法：艾条灸 10~20 分钟。

神门穴

【精准定位】在腕前区，腕掌侧远端横纹尺侧端，尺侧腕屈肌腱的桡侧缘。

【功能及主治】宁心安神，通经活络。健忘，失眠，痴呆，癫狂痫证，头痛头昏，心悸，手臂疼痛麻木；喘逆上气，呕血。

【自我保健】指压按摩：用指腹按压 3~5 分钟，至局部酸胀并可有麻电感向指端放射。灸法：温灸 5~15 分钟。

通里穴

【精准定位】在前臂前区，腕掌侧远端横纹上 1 寸，尺侧腕屈肌腱的桡侧缘。

【功能及主治】安神志，清虚热，通经活络。心痛，善忘，失眠，臂肘腕疼痛，咽喉肿痛。

【自我保健】指压按摩：用指腹按揉通里，每次 3~5 分钟。灸法：艾条灸 10~20 分钟。

少海穴

【精准定位】在肘前区，横平肘横纹，肱骨内上髁前缘。

【功能及主治】理气通络，宁心安神。心痛，癫狂痫证，手颤，肘臂挛痛，眼充血。

【自我保健】指压按摩：用拇指指腹按揉少海，至局部酸胀，或有麻电感向前臂放射。灸法：艾条灸 5~10 分钟。

灵道穴

【精准定位】在前臂前区，腕掌侧远端横纹上 1.5 寸，尺侧腕屈肌腱的桡侧缘。

【功能及主治】宁心安神，活血通络。心悸，心痛，肘臂挛急，手麻不仁。

【自我保健】指压按摩：用拇指指腹按揉灵道，每次 3~5 分钟。灸法：艾条温和灸 10~20 分钟。

青灵穴

【精准定位】在臂前区，肘横纹上 3 寸，肱二头肌的内侧沟中。

【功能及主治】理气通络，宁心安神。头痛，肩臂痛，胁痛。

【自我保健】指压按摩：用拇指指腹按揉青灵，至局部酸胀，每次3~5分钟。灸法：艾条灸5~10分钟。

极泉穴

【精准定位】在腋区，腋窝中央，腋动脉搏动处。

【功能及主治】宽胸理气，通经活络。心悸，心痛，胸闷，胁肋疼痛，肘臂冷痛，四肢不举。

【自我保健】指压按摩：用指尖按压极泉，至整个腋窝酸胀，有麻电感向前臂手指端放射为度。灸法：艾条灸 5~10 分钟。

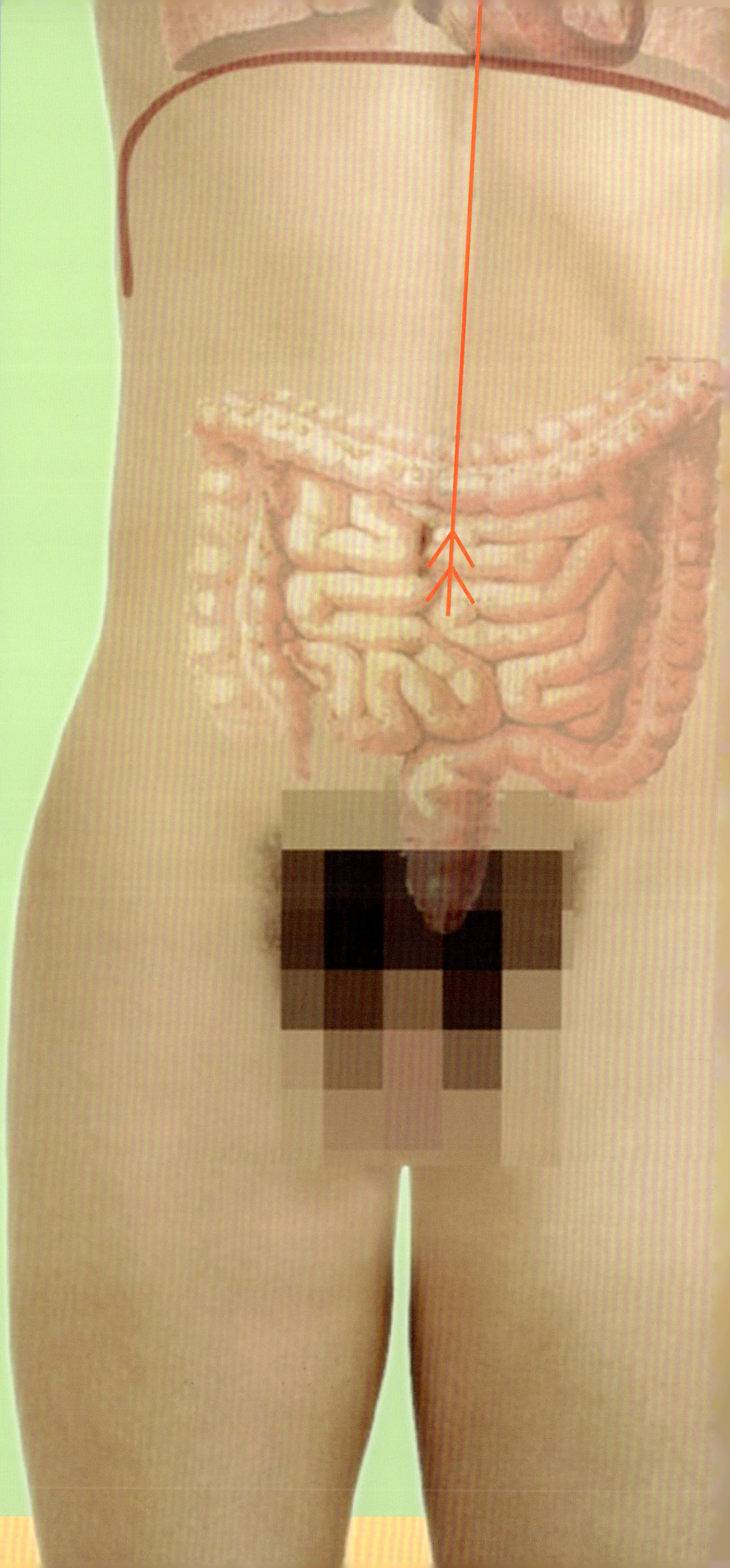

手太阳小肠经

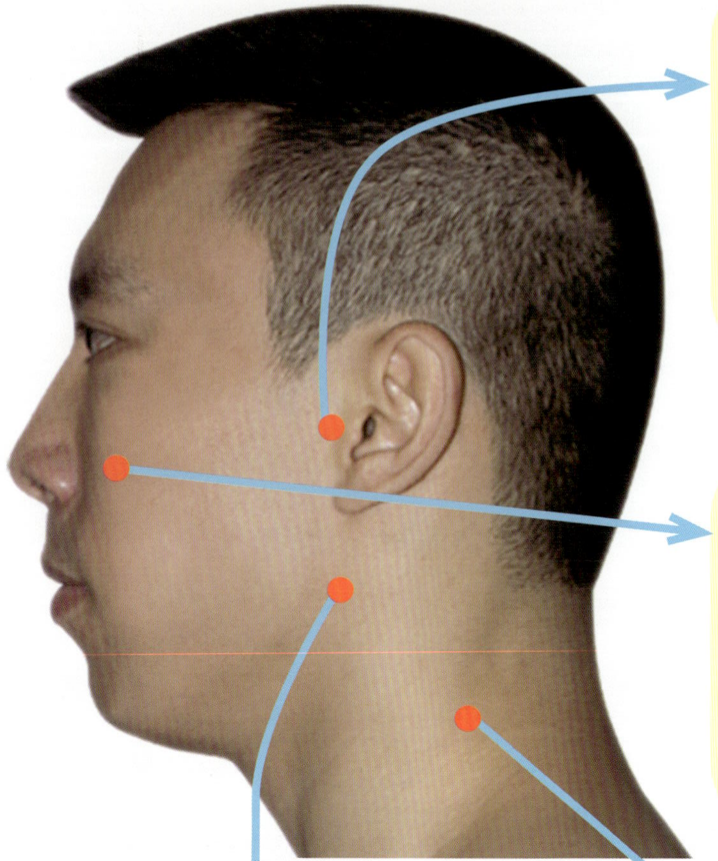

听宫穴

【精准定位】在面部，耳屏正中与下颌骨髁状突之间的凹陷中。

【功能及主治】宣开耳窍，宁神定志。耳鸣，耳聋，牙痛，癫狂痫证，腰痛。

【自我保健】指压按摩：用手指点按或点揉听宫，以局部酸胀为度。灸法：艾条灸 10~20 分钟。

颧髎穴

【精准定位】在面部，颧骨下缘，目外眦直下凹陷中。

【功能及主治】清热消肿，祛风通络。颊肿，面痛，目黄，口歪，龈肿齿痛。

【自我保健】指压按摩：经常按摩颧髎，以局部酸胀为度。灸法：艾条温和灸 5~10 分钟。

天容穴

【精准定位】在颈部，下颌角后方，胸锁乳突肌的前缘凹陷中。

【功能及主治】聪耳利咽，清热降逆。咽喉肿痛，耳鸣，耳聋，颊肿，头项痈肿，呕逆。

【自我保健】指压按摩：直刺 0.5~0.8 寸，局部酸胀，可扩散至舌根或咽喉部。灸法：艾条灸 5~10 分钟。

天窗穴

【精准定位】在颈部，横平喉结，胸锁乳突肌的后缘。

【功能及主治】利咽聪耳，祛风定志。咽喉肿痛，耳聋，耳鸣，癫狂，中风，肩背酸痛。

【自我保健】指压按摩：用拇指指腹揉按天窗，以局部酸胀，扩散至耳部、枕部、咽喉部为度。灸法：艾条灸 5~10 分钟。

天宗穴

【精准定位】在肩胛区，肩胛冈中点与肩胛骨下角连线上 1/3 与 2/3 交点凹陷中。

【功能及主治】通经活络，理气消肿。肩胛痛，肘臂外后侧痛，气喘，乳痈。

【自我保健】指压按摩：用拇指指腹揉按天宗，以局部酸胀为度。灸法：艾条灸 5~15 分钟。

秉风穴

【精准定位】在肩胛区，肩胛冈中点上方冈上窝中。

【功能及主治】疏风活络，止咳化痰。肩胛疼痛不举，上肢酸麻，咳嗽等。

【自我保健】指压按摩：用拇指指腹揉按秉风，以局部酸胀为度。灸法：艾条灸 5~15 分钟。

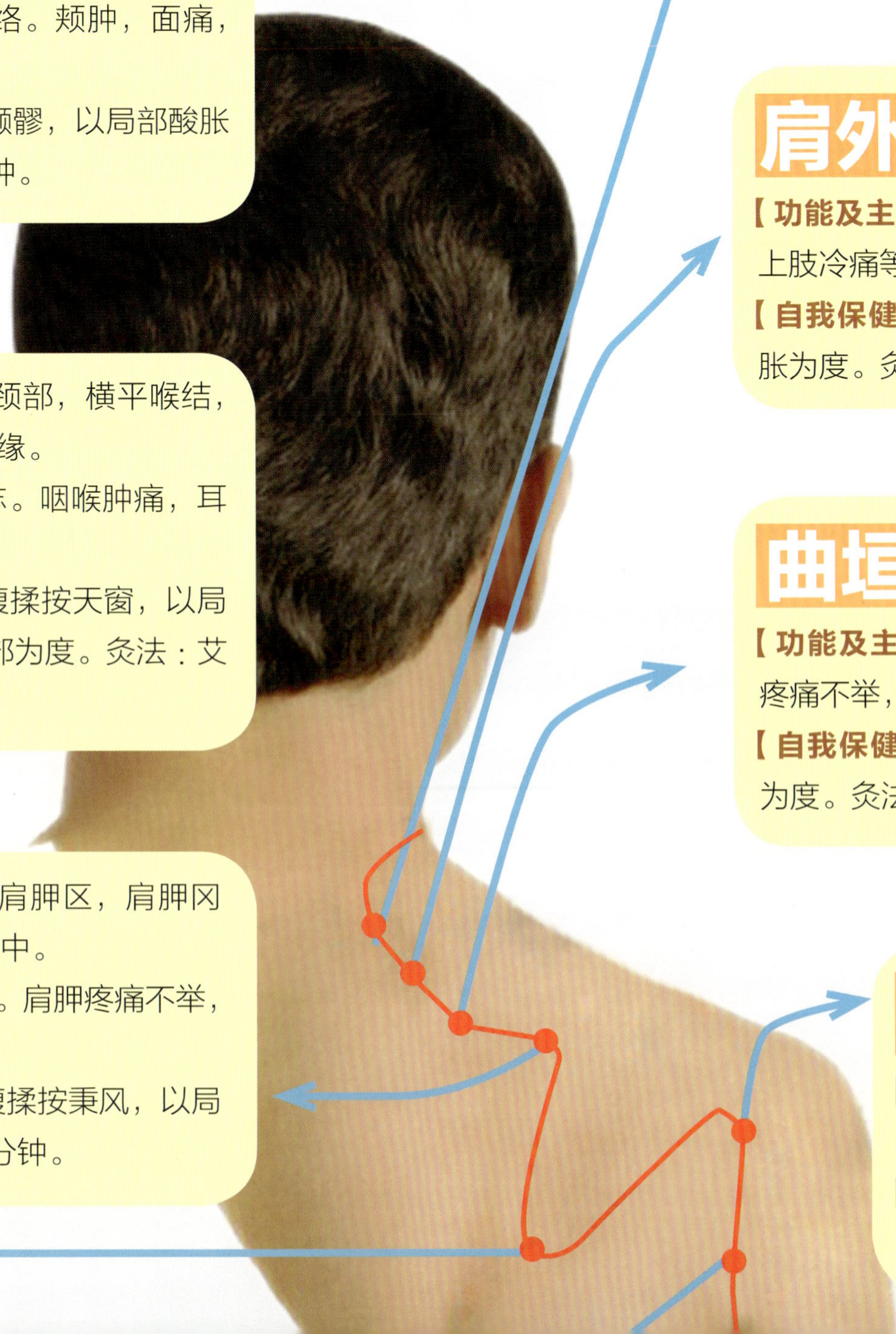

肩中俞穴

【精准定位】在脊柱区，第 7 颈椎棘突下，后正中线旁开 2 寸。

【功能及主治】宣肺解表，活络止痛。咳嗽，肩背酸痛，颈项强急。

【自我保健】指压按摩：用拇指指腹揉按肩中俞，以局部酸胀为度。灸法：温和灸 10~15 分钟。

肩外俞穴

【精准定位】在脊柱区，第 1 胸椎棘突下，后正中线旁开 3 寸。

【功能及主治】舒筋活络，散风止痛。肩背酸痛，颈项强急，上肢冷痛等。

【自我保健】指压按摩：用拇指指腹揉按肩外俞，以局部酸胀为度。灸法：艾条灸 10~20 分钟。

曲垣穴

【精准定位】在肩胛区，肩胛冈内侧端上缘凹陷中。

【功能及主治】舒筋活络，散风止痛。肩胛拘挛疼痛，肩胛疼痛不举，上肢酸麻，咳嗽等。

【自我保健】指压按摩：用拇指指腹揉按曲垣，以局部酸胀为度。灸法：艾条灸 10~20 分钟。

臑俞穴

【精准定位】在肩胛区，腋后纹头直上，肩胛冈下缘凹陷中。

【功能及主治】舒筋活络，消肿化痰。肩臂酸痛无力，肩肿，颈项瘰疬。

【自我保健】指压按摩：用拇指指腹揉按臑俞，以局部酸胀为度。灸法：艾条灸 10~20 分钟。

小海穴

【精准定位】在肘后区，尺骨鹰嘴与肱骨内上髁之间凹陷中。

【功能及主治】清热祛风，宁神定志。头痛，耳聋，齿龈肿痛，癫狂痫证，颈项痛不得回顾，肘痛，上肢不举。

【自我保健】指压按摩：用指腹揉按小海，以局部酸胀，可有触电感向前臂及手部尺侧放射为度。灸法：艾条灸 5~10 分钟。

肩贞穴

【精准定位】在肩胛区，肩关节后下方，腋后纹头直上 1 寸。

【功能及主治】清热止痛，通络聪耳。肩胛痛，手臂麻痛，耳鸣，耳聋，牙痛。

【自我保健】指压按摩：用拇指指腹揉按肩贞，以肩部及肩胛部酸胀为度。灸法：艾条灸 10~20 分钟。

腕骨穴

【精准定位】在腕区，第 5 掌骨基底与三角骨之间的赤白肉际凹陷处中。

【功能及主治】利湿退黄，通窍活络，增液消渴。头痛，耳鸣，糖尿病，癫狂，惊风瘛疭。

【自我保健】指压按摩：用指尖掐压腕骨，每次 1~3 分钟，以局部酸胀为度。灸法：艾条灸 5~10 分钟。

后溪穴

【精准定位】在手内侧，第 5 掌指关节尺侧近端赤白肉际凹陷中。

【功能及主治】清头明目，安神定志，通经活络。头项急痛，颈肩部疼痛，腰痛，腰扭伤，乳腺炎，疟疾。

【自我保健】指压按摩：经常用指尖掐压后溪，每次 1~3 分钟，以局部酸胀或向整个手掌部放射为度。灸法：艾条灸 5~10 分钟。

前谷穴

【精准定位】在手指，第 5 掌指关节尺侧远端赤白肉际凹陷中。

【功能及主治】疏风散热，清头明目，通经活络。目生白翳，耳鸣，鼻衄，咽肿喉痹；颈项不得回顾，臂痛不得举；妇人产后无乳，疟疾。

【自我保健】指压按摩：经常用指尖掐压前谷，每次 1~3 分钟。灸法：艾条灸 5~10 分钟。

少泽穴

【精准定位】在手指，小指末节尺侧，距指甲根角侧上方 0.1 寸（指寸）。

【功能及主治】清热通乳，散瘀利窍。目生翳膜，耳聋，咽喉肿痛，乳腺炎，产后无乳，中风昏迷。

【自我保健】指压按摩：经常用指尖掐压少泽，每次 1~3 分钟。灸法：艾条灸 3~5 分钟。

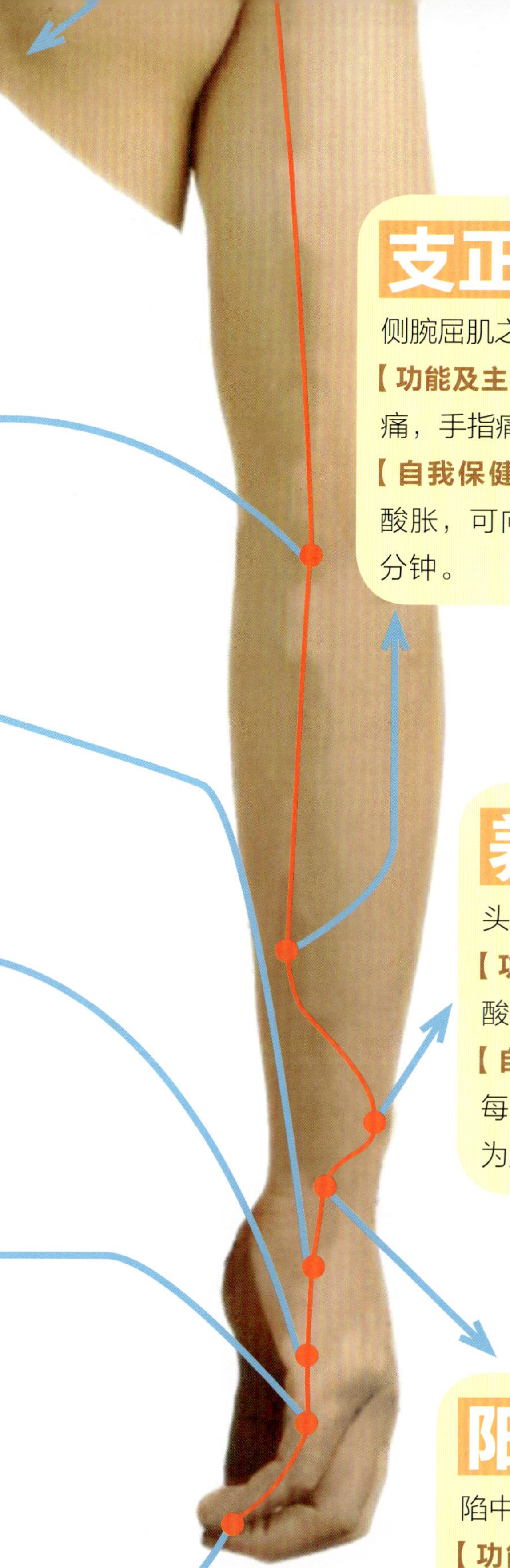

支正穴

【精准定位】在前臂后区，腕背侧远端横纹上 5 寸，尺骨尺侧与尺侧腕屈肌之间。

【功能及主治】清热解毒，安神定志，通经活络。头痛，手指痛，腰背酸痛，四肢无力，糖尿病。

【自我保健】指压按摩：用指腹揉按支正，以局部酸胀，可向下放射至手为度。灸法：艾条灸 5~10 分钟。

养老穴

【精准定位】在前臂后区，腕背横纹上 1 寸，尺骨头桡侧凹陷中。

【功能及主治】明目清热，舒筋活络。肩臂酸痛，急性腰痛。

【自我保健】指压按摩：用指尖掐压养老，每次 1~3 分钟，以手腕酸麻，向肩肘放射为度。灸法：艾条灸 10~20 分钟。

阳谷穴

【精准定位】在腕后区，尺骨茎突与三角骨之间的凹陷中。

【功能及主治】清心明目，镇惊聪耳。头痛，耳鸣，耳聋，肩痛不举，手腕外侧痛。

【自我保健】指压按摩：用指尖掐压阳谷，每次 1~3 分钟，以局部酸胀，甚则扩散至整个腕关节为度。灸法：艾条灸 5~10 分钟。

足太阳膀胱经（一）

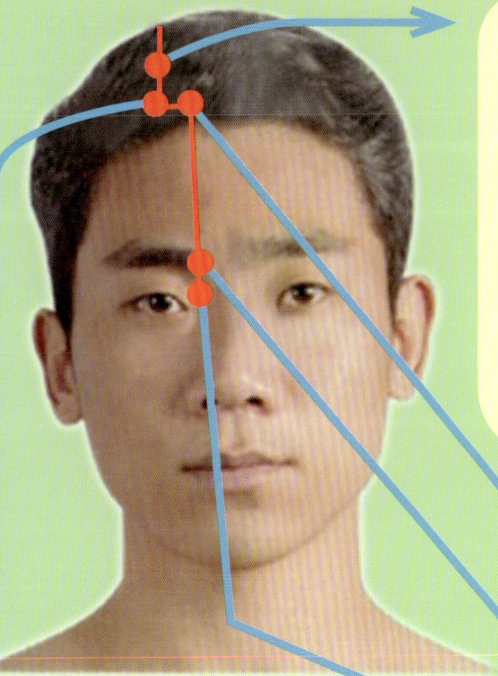

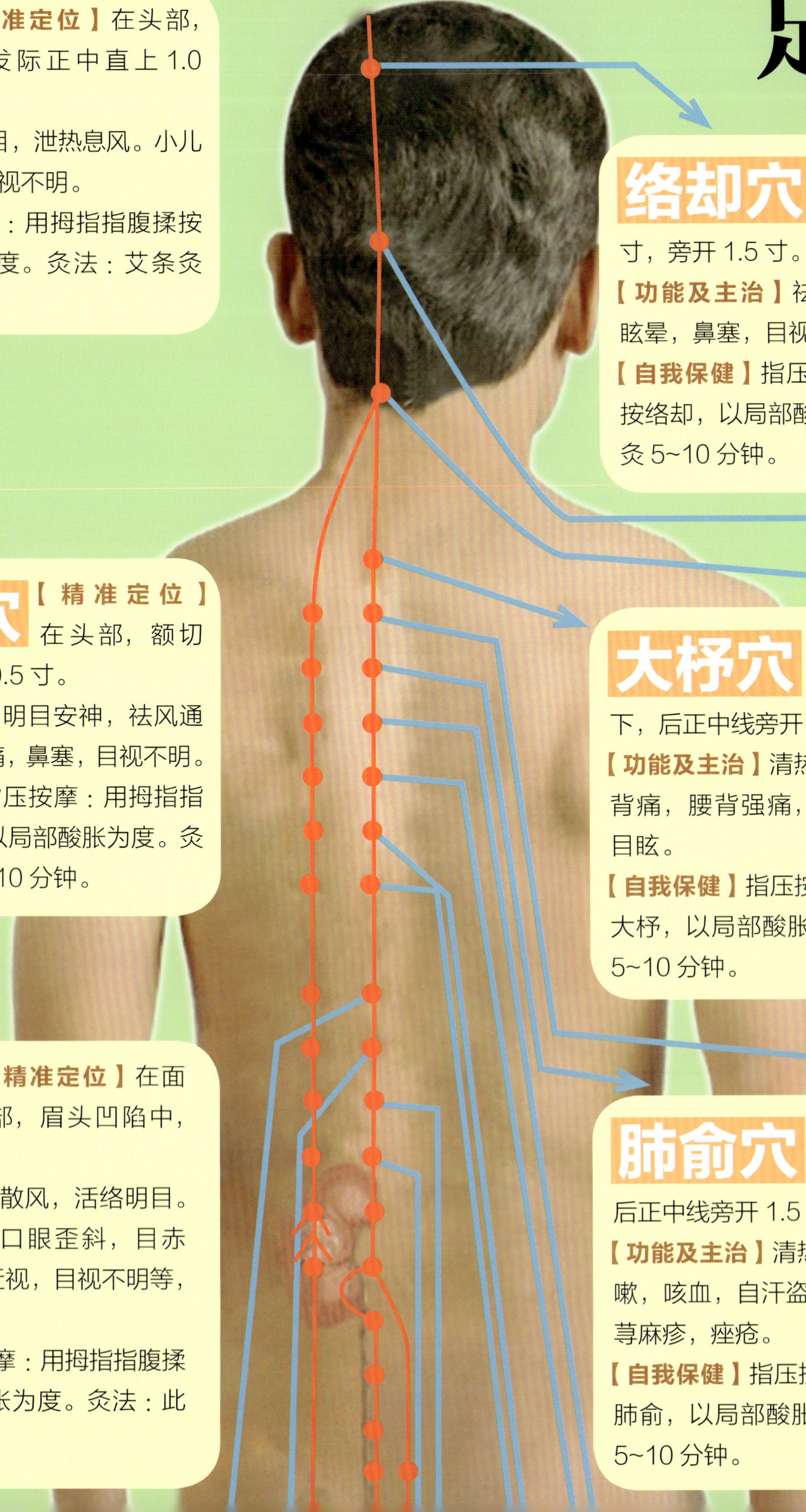

五处穴【精准定位】在头部，前发际正中直上 1.0 寸，旁开 1.5 寸。
【功能及主治】清头明目，泄热息风。小儿惊风，头痛，目眩，目视不明。
【自我保健】指压按摩：用拇指指腹揉按五处，以局部酸胀为度。灸法：艾条灸 5~10 分钟。

络却穴【精准定位】在头部，前发际正中直上 5.5 寸，旁开 1.5 寸。
【功能及主治】祛风清热，明目通窍。眩晕，鼻塞，目视不明，项肿，瘿瘤。
【自我保健】指压按摩：用拇指指腹揉按络却，以局部酸胀为度。灸法：艾条灸 5~10 分钟。

玉枕穴【精准定位】在头部，后发际正中直上 2.5 寸，旁开 1.3 寸。
【功能及主治】开窍明目，通经活络。头痛，恶风寒，鼻塞，目痛，近视。
【自我保健】指压按摩：用拇指指腹揉按玉枕，以局部酸胀为度。灸法：艾条灸 5~10 分钟。

曲差穴【精准定位】在头部，前发际正中直上 0.5 寸，旁开 1.5 寸。
【功能及主治】清头明目，通窍安神。头痛，鼻塞，鼻衄。
【自我保健】指压按摩：用拇指指腹揉按曲差，以局部酸胀为度。灸法：艾条灸 5~10 分钟。

眉冲穴【精准定位】在头部，额切际直上入发际 0.5 寸。
【功能及主治】明目安神，祛风通络。眩晕，头痛，鼻塞，目视不明。
【自我保健】指压按摩：用拇指指腹揉按眉冲，以局部酸胀为度。灸法：艾条灸 5~10 分钟。

大杼穴【精准定位】在脊柱区，当第 1 胸椎棘突下，后正中线旁开 1.5 寸。
【功能及主治】清热散风，强健筋骨。肩背痛，腰背强痛，咳嗽，鼻塞，头痛，目眩。
【自我保健】指压按摩：用拇指指腹揉按大杼，以局部酸胀为度。灸法：艾条灸 5~10 分钟。

天柱穴【精准定位】在颈后区，横平第 2 颈椎棘突上际，斜方肌外缘凹陷中。
【功能及主治】强筋骨，安神志，清头目。头痛，头晕，项强，鼻塞不闻香臭，目赤肿痛，咽痛，耳鸣耳聋，肩背痛。
【自我保健】指压按摩：用拇指指腹揉按天柱，以局部酸胀为度。灸法：艾条灸 5~10 分钟。

睛明穴【精准定位】在面部，目内眦内上方眶内侧壁凹陷中。
【功能及主治】明目退翳，祛风清热。目赤肿痛，迎风流泪，近视，夜盲，色盲，急性腰扭伤，坐骨神经痛。
【自我保健】指压按摩：用拇指指尖轻轻掐按睛明，以局部酸胀为度。灸法：本穴禁灸。

攒竹穴【精准定位】在面部，眉头凹陷中，额切迹处。
【功能及主治】清热散风，活络明目。头痛，眉棱骨痛，口眼歪斜，目赤肿痛，迎风流泪，近视，目视不明等，腰背扭伤，呃逆。
【自我保健】指压按摩：用拇指指腹揉按攒竹，以局部酸胀为度。灸法：此穴禁灸。

肺俞穴【精准定位】在脊柱区，第 3 胸椎棘突下，后正中线旁开 1.5 寸。
【功能及主治】清热解表，宣理肺气。咳嗽，咳血，自汗盗汗，潮热，皮肤瘙痒，荨麻疹，痤疮。
【自我保健】指压按摩：用拇指指腹揉按肺俞，以局部酸胀为度。灸法：艾条灸 5~10 分钟。

风门穴【精准定位】在脊柱区，第 2 胸椎棘突下，后正中线旁开 1.5 寸。
【功能及主治】益气固表，祛风解表，泄胸中热。外感咳嗽，发热头痛，鼻流清涕，鼻塞，颈项强痛，胸背疼痛。
【自我保健】指压按摩：用拇指指腹揉按风门，以局部酸胀为度。灸法：艾条灸 5~10 分钟。

承光穴

【精准定位】在头部，前发际正中直上 2.5 寸，旁开 1.5 寸。

【功能及主治】清热散风，明目通窍。头痛，目痛，目眩，目视不明等。

【自我保健】指压按摩：用拇指指腹揉按承光，以局部酸胀为度。灸法：艾条灸 5~10 分钟。

通天穴

【精准定位】在头部，前发际正中直上 4.0 寸，旁开 1.5 寸处。

【功能及主治】宣肺利鼻，散风清热。头痛，头重。

【自我保健】指压按摩：用拇指指腹揉按通天，以局部酸胀为度。灸法：艾条灸 5~10 分钟。

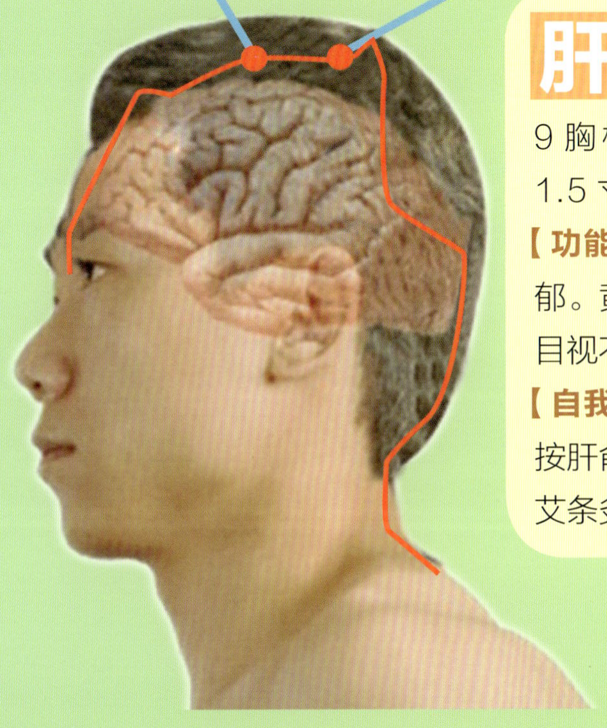

肝俞穴

【精准定位】在脊柱区，第 9 胸椎棘突下，后正中线旁开 1.5 寸。

【功能及主治】疏肝理气，利胆解郁。黄疸目赤痛痒，雀目，青盲，目视不明。咳血，吐血，鼻衄。

【自我保健】指压按摩：用指腹揉按肝俞，以局部酸胀为度。灸法：艾条灸 10~20 分钟。

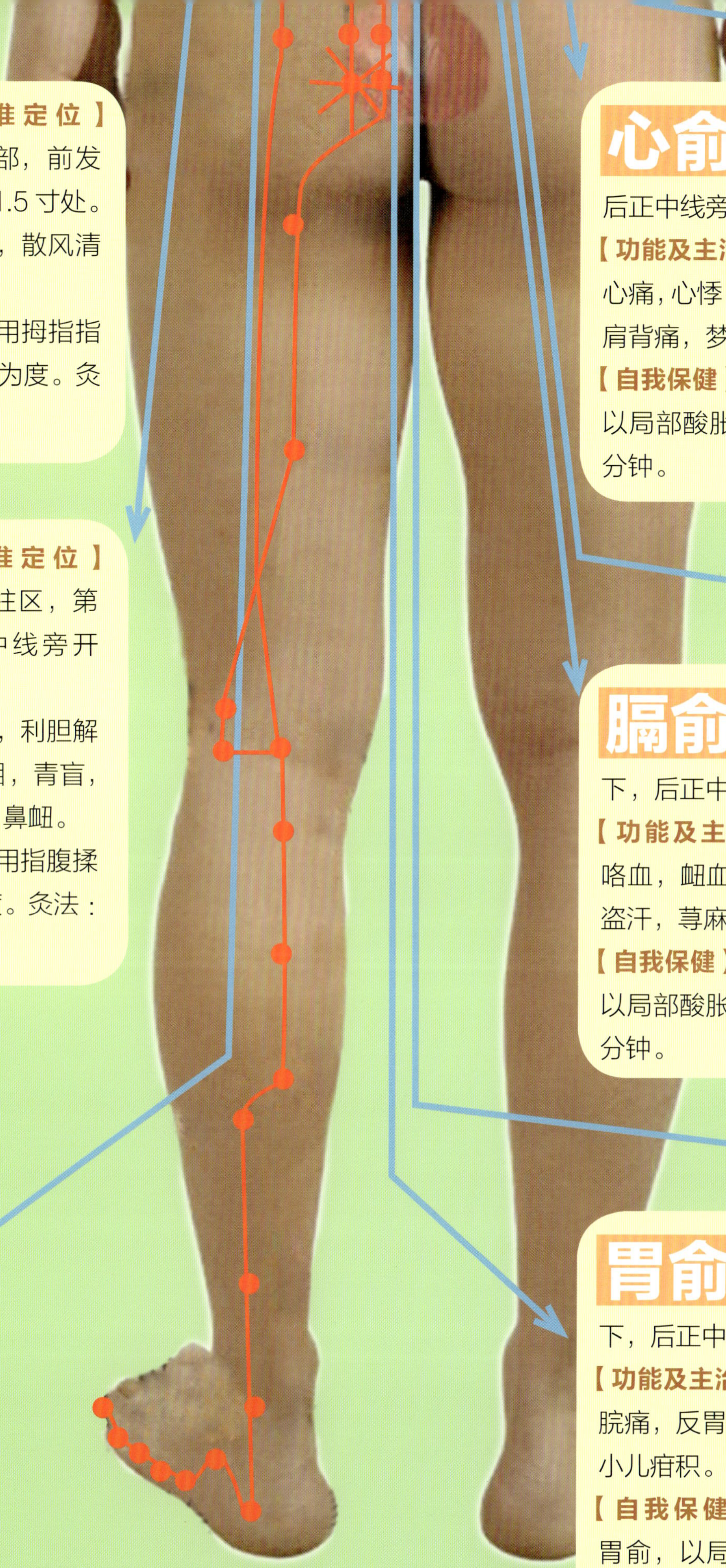

胆俞穴

【精准定位】在脊柱区，第 10 胸椎棘突下，后正中线旁开 1.5 寸。

【功能及主治】疏肝利胆，养阴清热，和胃降逆。黄疸，口苦，胸痛，腋下肿痛，潮热，头痛，失眠。

【自我保健】指压按摩：用指腹揉按胆俞，以局部酸胀为度。灸法：艾条灸 10~20 分钟。

心俞穴

【精准定位】在脊柱区，第 5 胸椎棘突下，后正中线旁开 1.5 寸。

【功能及主治】调气血，通心络，宁心神。心痛，心悸，咳血，失眠，健忘，呕吐不食；肩背痛，梦遗。

【自我保健】指压按摩：用指腹揉按心俞，以局部酸胀为度。灸法：艾条灸 10~20 分钟。

厥阴俞穴

【精准定位】在脊柱区，当第 4 胸椎棘突下，后正中线旁开 1.5 寸。

【功能及主治】活血理气，清心宁志。心痛，心悸，胸闷，咳嗽，呕吐，肩胛酸痛。

【自我保健】指压按摩：用拇指指腹揉按厥阴俞，以局部酸胀为度。灸法：艾条灸 10~20 分钟。

膈俞穴

【精准定位】在脊柱区，第 7 胸椎棘突下，后正中线旁开 1.5 寸。

【功能及主治】理气降逆，活血通脉。咯血，衄血，便血，胸痛，胸闷，呕吐，盗汗，荨麻疹。

【自我保健】指压按摩：用指腹揉按膈俞，以局部酸胀为度。灸法：艾条灸 10~20 分钟。

督俞穴

【精准定位】在脊柱区，第 6 胸椎棘突下，后正中线旁开 1.5 寸。

【功能及主治】理气活血，强心通脉。心痛，腹痛，腹胀，肠鸣，呃逆。

【自我保健】指压按摩：用指腹揉按督俞，以局部酸胀为度。灸法：艾条灸 10~20 分钟。

胃俞穴

【精准定位】在脊柱区，第 12 胸椎棘突下，后正中线旁开 1.5 寸。

【功能及主治】和胃健脾，消食利湿。胃脘痛，反胃，呕吐，肠鸣，泄泻，痢疾，小儿疳积。

【自我保健】指压按摩：用指腹揉按胃俞，以局部酸胀为度。灸法：艾条灸 10~20 分钟。

脾俞穴

【精准定位】在脊柱区，第 11 胸椎棘突下，后正中线旁开 1.5 寸。

【功能及主治】健脾统血，和胃益气。腹胀，呕吐，痢疾，胃痛，吐血，便血，尿血，糖尿病。

【自我保健】指压按摩：用指腹揉按脾俞，以局部酸胀为度。灸法：艾条灸 10~20 分钟。

足太阳膀胱经（二）

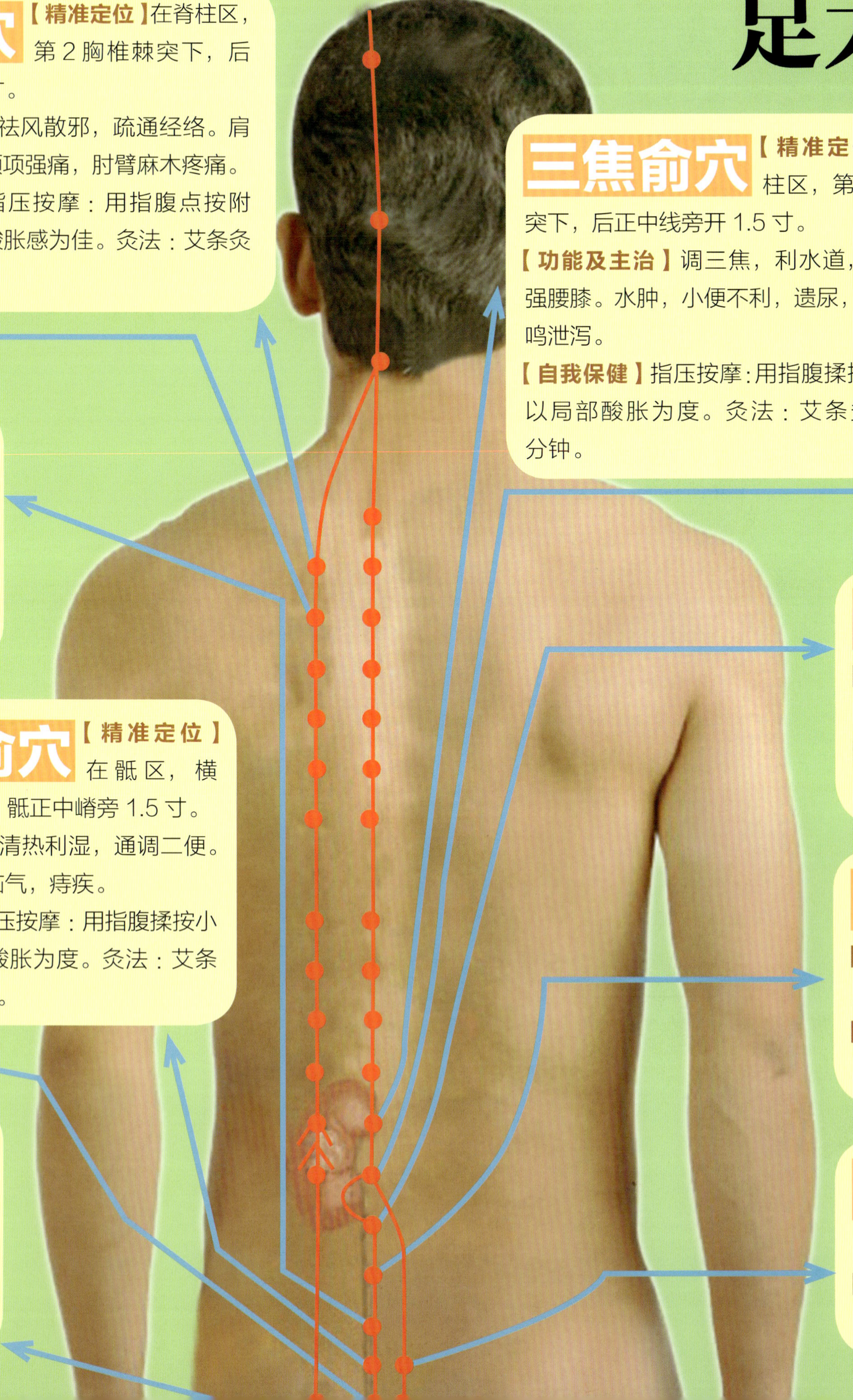

魄户穴

【精准定位】在脊柱区，第3胸椎棘突下，后正中线旁开3寸。

【功能及主治】补肺滋阴，下气降逆。咳嗽，气喘，项强，肩背痛。

【自我保健】指压按摩：用指腹点按魄户，以局部有酸胀感为佳。灸法：艾条灸10~20分钟。

附分穴

【精准定位】在脊柱区，第2胸椎棘突下，后正中线旁开3寸。

【功能及主治】祛风散邪，疏通经络。肩背拘急疼痛，颈项强痛，肘臂麻木疼痛。

【自我保健】指压按摩：用指腹点按附分，以局部有酸胀感为佳。灸法：艾条灸10~20分钟。

三焦俞穴

【精准定位】在脊柱区，第1腰椎棘突下，后正中线旁开1.5寸。

【功能及主治】调三焦，利水道，益元气，强腰膝。水肿，小便不利，遗尿，腹水，肠鸣泄泻。

【自我保健】指压按摩：用指腹揉按三焦俞，以局部酸胀为度。灸法：艾条灸10~20分钟。

肾俞穴

【精准定位】在脊柱区，第2腰椎棘突下，后正中线旁开1.5寸。

【功能及主治】益肾强腰，壮阳利水，明目聪耳。遗精，阳痿，月经不调，水肿，腰膝酸痛；眼花，耳鸣，耳聋。

【自我保健】指压按摩：用指腹揉按肾俞，以局部酸胀为度。灸法：艾条灸10~20分钟。

关元俞穴

【精准定位】在脊柱区，第5腰椎棘突下，后正中线旁开1.5寸。

【功能及主治】培元固本，调理下焦。腹胀，泄泻，小便不利，遗尿，腰痛。

【自我保健】指压按摩：用指腹揉按关元俞，以局部酸胀为度。灸法：艾条灸10~20分钟。

气海俞穴

【精准定位】在脊柱区，第3腰椎棘突下，后正中线旁开1.5寸。

【功能及主治】补肾壮阳，行气活血。痛经，痔漏，腰痛，腿膝不利。

【自我保健】指压按摩：用指腹揉按气海俞，以局部酸胀为度。灸法：艾条灸10~20分钟。

膀胱俞穴

【精准定位】在骶区，横平第2骶后孔，骶正中嵴旁1.5寸。

【功能及主治】清热利尿，培补下元。小便赤涩，癃闭，遗尿，遗精。

【自我保健】指压按摩：用指腹揉按膀胱俞，以局部酸胀为度。灸法：艾条灸10~20分钟。

小肠俞穴

【精准定位】在骶区，横平第1骶后孔，骶正中嵴旁1.5寸。

【功能及主治】清热利湿，通调二便。痢疾，泄泻，疝气，痔疾。

【自我保健】指压按摩：用指腹揉按小肠俞，以局部酸胀为度。灸法：艾条灸10~20分钟。

大肠俞穴

【精准定位】在脊柱，当第4腰椎棘突下，后正中线旁开1.5寸。

【功能及主治】疏调肠胃，理气化滞。腹痛，腹胀，泄泻，肠鸣，便秘，痢疾，腰背强痛等。

【自我保健】指压按摩：用指腹揉按大肠俞，以局部酸胀为度。灸法：艾条灸10~20分钟。

中膂俞穴

【精准定位】在骶区，横平第3骶后孔，骶正中嵴旁1.5寸。

【功能及主治】温阳理气，清热散寒。腰脊强痛，消渴，疝气，痢疾。

【自我保健】指压按摩：用指腹揉按中膂俞，以局部酸胀为度。灸法：艾条灸10~20分钟。

上髎穴

【精准定位】在骶区，正对第1骶后孔中。

【功能及主治】补益下焦，清热利湿。月经不调，带下，遗精，阳痿，阴挺，腰膝酸软。

【自我保健】指压按摩：用指腹揉压上髎，每次3~5分钟。灸法：艾条灸5~10分钟。

白环俞穴

【精准定位】在骶区，横平第 4 骶后孔，骶正中嵴旁 1.5 寸。

【功能及主治】调理下焦，温经活络。白带，月经不调，疝气，遗精，腰腿痛。

【自我保健】指压按摩：用指腹揉按白环俞，以局部酸胀感扩散至臀部为度。灸法：艾条灸 5~10 分钟。

会阳穴

【精准定位】在骶区，尾骨端旁开 0.5 寸。

【功能及主治】清热利湿，理气升阳。泄泻，痢疾，痔疮，便血，阳痿，带下。

【自我保健】指压按摩：用指腹按压会阳，以局部有酸胀感为佳。灸法：艾条灸 5~10 分钟。

承扶穴

【精准定位】在股后区，臀沟的中点。

【功能及主治】舒筋活络，通调二便。腰、骶、臀、股部疼痛，下肢瘫痪，痔疮。

【自我保健】指压按摩：用指腹按压承扶，以局部有酸胀感为佳。灸法：艾条灸 10~20 分钟。

殷门穴

【精准定位】在股后区，臀沟下 6 寸，股二头肌与半腱肌之间。

【功能及主治】舒筋通络，强健腰腿。腰、骶、臀、股部疼痛，下肢瘫痪。

【自我保健】指压按摩：用指腹按压殷门，以局部有酸胀感为佳。灸法：艾条灸 10~20 分钟。

浮郄穴

【精准定位】在膝后区，腘横纹上 1 寸，股二头肌腱的内侧缘。

【功能及主治】通经活络，舒筋利节。腰、骶、臀、股部疼痛，腘筋挛急，下肢瘫痪。

【自我保健】指压按摩：用指腹点按浮郄，以局部有酸胀感为佳。灸法：艾条灸 10~20 分钟。

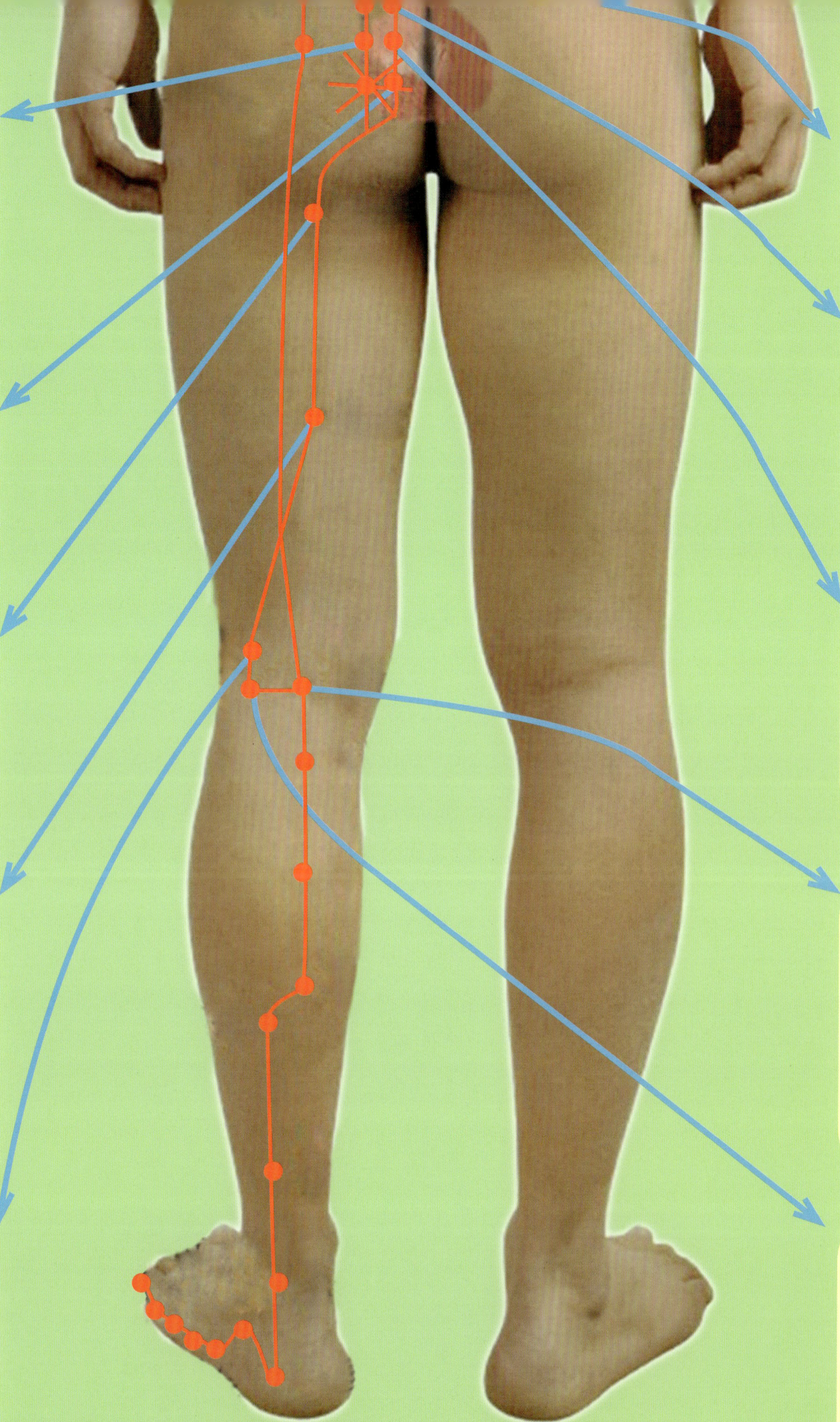

次髎穴

【精准定位】在骶区，正对第 2 骶后孔中。

【功能及主治】补益下焦，清热利湿。月经不调，带下，遗精，阳痿，阴挺，腰骶痛，膝软。

【自我保健】指压按摩：用指腹揉压次髎，每次 3~5 分钟。灸法：艾条灸 5~10 分钟。

中髎穴

【精准定位】在骶区，正对第 3 骶孔中。

【功能及主治】补益下焦，清热利湿。月经不调，带下，遗精，阳痿，阴挺，腰骶痛，膝软。

【自我保健】指压按摩：用指腹揉压中髎，每次 3~5 分钟。灸法：艾条灸 5~10 分钟。

下髎穴

【精准定位】在骶区，正对第 4 骶后孔中。

【功能及主治】补益下焦，清热利湿。月经不调，带下，遗精，阳痿，阴挺，二便不利，腰骶痛，膝软。

【自我保健】指压按摩：用指腹揉压下髎，每次 3~5 分钟。灸法：艾条灸 5~10 分钟。

委中穴

【精准定位】在膝后区，腘横纹中点。

【功能及主治】清暑泄热，凉血解毒，醒脑安神，舒筋活络。腰脊痛，半身不遂，皮肤瘙痒；腹痛，吐泻。

【自我保健】指压按摩：用拇指指腹点按委中，以产生沉、麻、胀感，并向下传导至足部为佳。灸法：艾条灸 10~20 分钟。

委阳穴

【精准定位】在膝部，腘横纹上，当股二头肌腱内侧缘。

【功能及主治】通利三焦，舒筋通络。排尿困难，水肿，便秘，腰背部疼痛。

【自我保健】指压按摩：用指腹点按委阳，以局部有酸胀感为佳。灸法：艾条灸 10~20 分钟。

足太阳膀胱经（三）

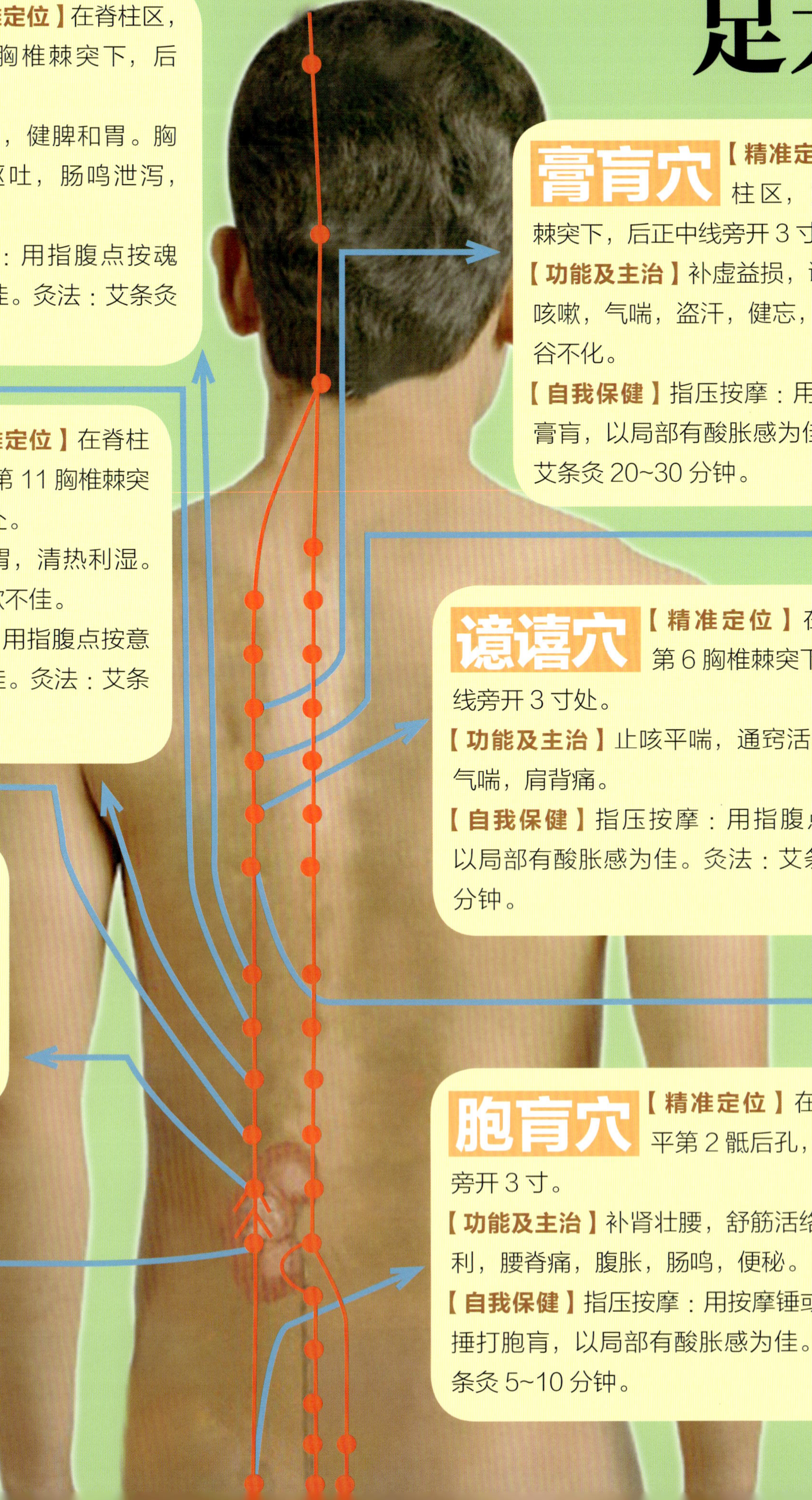

阳纲穴

【精准定位】在脊柱区，第10胸椎棘突下，后正中线旁开3寸。

【功能及主治】清热利胆，和中化滞。泄泻，黄疸，腹痛，肠鸣，糖尿病。

【自我保健】指压按摩：用指腹点按阳纲，以局部有酸胀感为佳。灸法：艾条灸5~10分钟。

魂门穴

【精准定位】在脊柱区，第9胸椎棘突下，后正中线旁开3寸处。

【功能及主治】疏肝理气，健脾和胃。胸胁胀痛，饮食不下，呕吐，肠鸣泄泻，背痛。

【自我保健】指压按摩：用指腹点按魂门，以局部有酸胀感为佳。灸法：艾条灸5~10分钟。

胃仓穴

【精准定位】在脊柱区，第12胸椎棘突下，后正中线旁开3寸处。

【功能及主治】健脾和胃，消积导滞。胃痛，小儿食积，腹胀，水肿，脊背痛。

【自我保健】指压按摩：用指腹点按胃仓，以局部有酸胀感为佳。灸法：艾条灸10~30分钟。

意舍穴

【精准定位】在脊柱区，第11胸椎棘突下，后正中线旁开3寸处。

【功能及主治】健脾和胃，清热利湿。腹胀，泄泻，呕吐，食欲不佳。

【自我保健】指压按摩：用指腹点按意舍，以局部有酸胀感为佳。灸法：艾条灸10~15分钟。

肓门穴

【精准定位】在腰区，第1腰椎棘突下，后正中线旁开3寸处。

【功能及主治】调理肠胃，化滞消痞。痞块，乳腺炎，上腹痛，便秘，腰肌劳损。

【自我保健】指压按摩：用指腹点按肓门，以局部有酸胀感为佳。灸法：艾条灸5~10分钟。

志室穴

【精准定位】在腰区，第2腰椎棘突下，后正中线旁开3寸处。

【功能及主治】补肾益精，调经止带，利湿通淋，强壮腰膝。遗精，阳痿，阴痛水肿，小便不利，腰脊强痛。

【自我保健】指压按摩：用按摩锤或手握空拳捶打志室，以局部有酸胀感为佳。灸法：艾条灸10~20分钟。

膏肓穴

【精准定位】在脊柱区，第4胸椎棘突下，后正中线旁开3寸。

【功能及主治】补虚益损，调理肺气。咳嗽，气喘，盗汗，健忘，遗精，完谷不化。

【自我保健】指压按摩：用指腹点按膏肓，以局部有酸胀感为佳。灸法：艾条灸20~30分钟。

神堂穴

【精准定位】在脊柱区，第5胸椎棘突下，后正中线旁开3寸。

【功能及主治】宁心安神，活血通络。心痛，心悸，心烦胸闷，失眠，健忘，梦遗，盗汗。

【自我保健】指压按摩：用指腹点按神堂，以局部有酸胀感为佳。灸法：艾条灸20~30分钟。

譩譆穴

【精准定位】在脊柱区，第6胸椎棘突下，后正中线旁开3寸处。

【功能及主治】止咳平喘，通窍活络。咳嗽，气喘，肩背痛。

【自我保健】指压按摩：用指腹点按譩譆，以局部有酸胀感为佳。灸法：艾条灸5~10分钟。

膈关穴

【精准定位】在脊柱区，第7胸椎棘突下，后正中线旁开3寸。

【功能及主治】理气宽胸，和胃降逆。消化不良，呕吐，嗳气，脊背强痛。

【自我保健】指压按摩：用指腹点按膈关，以局部有酸胀感为佳。灸法：艾条灸5~10分钟。

胞肓穴

【精准定位】在骶区，横平第2骶后孔，骶正中嵴旁开3寸。

【功能及主治】补肾壮腰，舒筋活络。小便不利，腰脊痛，腹胀，肠鸣，便秘。

【自我保健】指压按摩：用按摩锤或手握空拳捶打胞肓，以局部有酸胀感为佳。灸法：艾条灸5~10分钟。

秩边穴

【精准定位】在骶区，横平第4骶后孔，骶正中嵴旁开3寸。

【功能及主治】舒筋通络，强健腰膝，疏调下焦。腰骶痛，下肢痿痹，痔疮，大、小便不利。

【自我保健】指压按摩：点按秩边，以局部酸胀，有麻电感向下肢放射为佳。灸法：艾条灸10~20分钟。

金门穴

【精准定位】在足背，外踝前缘直下，第 5 跖骨粗隆后方，骰骨下缘凹陷中。

【功能及主治】通经活络，清脑安神。牙痛，肩背痛，腰膝酸痛，下肢麻木，外踝红肿，足部扭伤。

【自我保健】指压按摩：用指甲掐按金门，以局部酸胀为佳。灸法：艾条灸 5~10 分钟。

申脉穴

【精准定位】在踝区，外踝尖直下，外踝下缘与跟骨之间凹陷中。

【功能及主治】活血理气，宁志安神。失眠，癫痫，中风不省人事；偏正头痛，眩晕。

【自我保健】指压按摩：用指甲掐按申脉，以局部酸胀为佳。灸法：艾条灸 5~10 分钟。

束骨穴

【精准定位】在跖区，第 5 跖趾关节的近端，赤白肉际处。

【功能及主治】通经活络，清热散风。头痛，眩晕，目赤目翳，鼻塞鼻衄；癫狂，惊痫；颈强，腰背痛，背生疔疮，痔疮，下肢后侧痛。

【自我保健】指压按摩：用指甲掐按束骨，以局部酸胀为佳。灸法：艾条灸 5~10 分钟。

京骨穴

【精准定位】在跖区，第 5 跖骨粗隆前下方，赤白肉际处。

【功能及主治】清热散风，宁心安神。头痛，眩晕，半身不遂，癫痫。

【自我保健】指压按摩：用指甲掐按京骨，以局部酸胀为佳。灸法：艾条灸 5~10 分钟。

至阴穴

【精准定位】在足趾，小趾末节外侧，趾甲根角侧后方 0.1 寸（指寸）。

【功能及主治】活血理气，正胎催产，清头明目。头痛，鼻塞，鼻衄，目痛；胞衣不下，胎位不正，难产。

【自我保健】指压按摩：用指甲掐按至阴，以局部酸胀为佳。灸法：艾条灸 10~20 分钟。

足通谷穴

【精准定位】在足趾，第 5 跖趾关节的远端，赤白肉际处。

【功能及主治】疏通经气，安神益智。头痛，项强，目眩，癫狂。

【自我保健】指压按摩：用指甲掐按足通谷，以局部酸胀为佳。灸法：艾条灸 5~10 分钟。

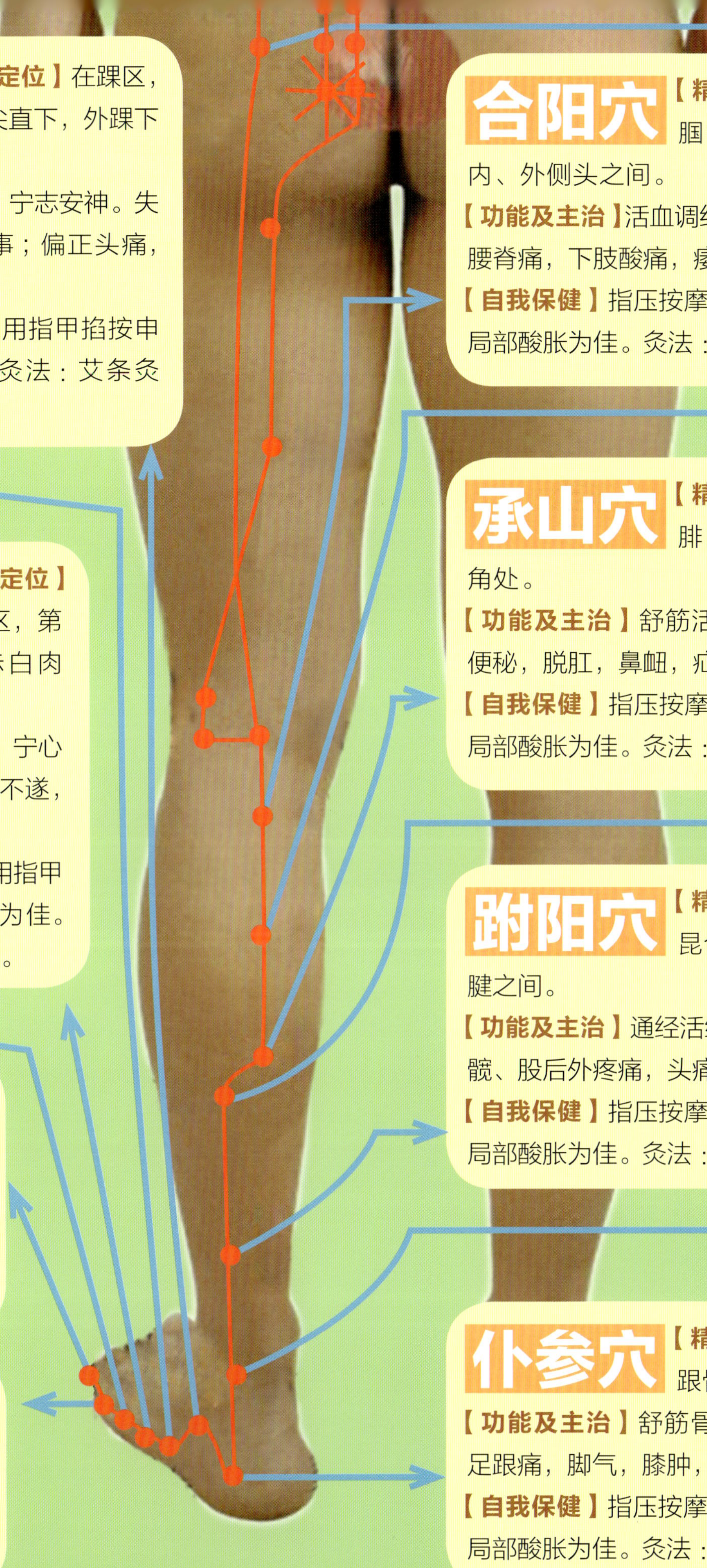

合阳穴

【精准定位】在小腿后区，腘横纹下 2 寸，腓肠肌内、外侧头之间。

【功能及主治】活血调经，舒筋通络，强健腰膝。腰脊痛，下肢酸痛，痿痹，崩漏，带下。

【自我保健】指压按摩：用指腹揉压合阳，以局部酸胀为佳。灸法：艾条灸 10~20 分钟。

承筋穴

【精准定位】小腿后区，腘横纹下 5 寸，腓肠肌肌腹之间。

【功能及主治】舒筋通络，强健腰膝，通调大肠。小腿痛，抽筋，腰背拘急，痔疮。

【自我保健】指压按摩：用指腹揉压承筋，以局部酸胀为佳。灸法：艾条灸 10~20 分钟。

承山穴

【精准定位】在小腿后区，腓肠肌两肌腹与肌腱交角处。

【功能及主治】舒筋活络，调理肠腑。痔疮，便秘，脱肛，鼻衄，疝气，腰背痛，腿痛。

【自我保健】指压按摩：用指腹揉压承山，以局部酸胀为佳。灸法：艾条灸 10~20 分钟。

飞扬穴

【精准定位】在小腿后区，昆仑直上 7 寸，腓肠肌外下缘与跟腱移行处。

【功能及主治】舒筋活络，清热消肿。头痛，目眩，鼻衄，痛风足趾不得屈伸，痔疮，癫狂。

【自我保健】指压按摩：用指甲掐按飞扬，以局部酸胀为佳。灸法：艾条灸 5~10 分钟。

跗阳穴

【精准定位】在小腿后区，昆仑直上 3 寸，腓骨与跟腱之间。

【功能及主治】通经活络，清热散风。腰、骶、髋、股后外疼痛，头痛，头重。

【自我保健】指压按摩：用指腹揉压跗阳，以局部酸胀为佳。灸法：艾条灸 5~10 分钟。

昆仑穴

【精准定位】在踝区，外踝尖与跟腱之间的凹陷中。

【功能及主治】舒筋活络，清头明目。头痛，目眩，项强，腰骶疼痛，足跟肿痛，难产，疟疾。

【自我保健】指压按摩：屈食指，用指关节揉压昆仑，以局部酸胀为佳。灸法：艾条灸 10~20 分钟。

仆参穴

【精准定位】昆仑穴直下，跟骨外侧，赤白肉际处。

【功能及主治】舒筋骨，利腰腿。下肢麻木，足跟痛，脚气，膝肿，癫痫。

【自我保健】指压按摩：用指甲掐按仆参，以局部酸胀为佳。灸法：艾条灸 5~10 分钟。

足少阴肾经（一）

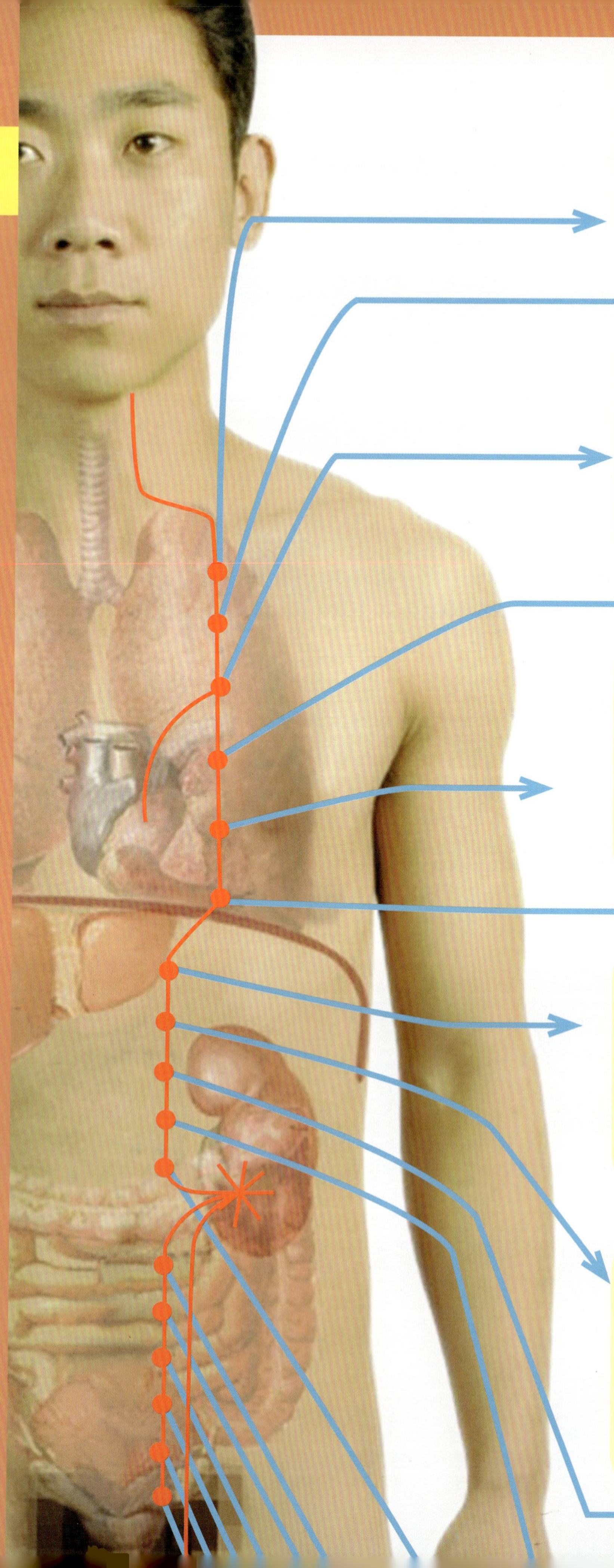

俞府穴

【精准定位】在胸部，锁骨下缘，前正中线旁开 2 寸。

【功能及主治】止咳平喘，理气降逆。咳嗽，哮喘，呕吐，胸胁胀满，食欲不振。

【自我保健】指压按摩：揉按俞府，每次 3~5 分钟。灸法：艾条灸 5~10 分钟。

神藏穴

【精准定位】在胸部，第 2 肋间隙，前正中线旁开 2 寸。

【功能及主治】止咳平喘，宽胸理气。咳嗽，哮喘，呕吐，胸痛，心烦，妊娠呕吐。

【自我保健】指压按摩：揉按神藏，每次 3~5 分钟。灸法：艾条灸 5~10 分钟。

神封穴

【精准定位】在胸部，第 4 肋间隙，前正中线旁开 2 寸。

【功能及主治】通乳消痈，利气降逆，止咳平喘。咳嗽，哮喘，呕吐，胸痛，乳痈。

【自我保健】指压按摩：揉按神封，每次 3~5 分钟。灸法：艾条灸 5~10 分钟。

幽门穴

【精准定位】在上腹部，脐中上 6 寸，前正中线旁开 0.5 寸。

【功能及主治】调理肠胃，通乳消痈。腹痛，呕吐，消化不良，泄泻，痢疾。

【自我保健】指压按摩：用拇指指腹按压幽门，以局部酸沉为佳。灸法：艾条灸 5~10 分钟。

腹通谷穴

【精准定位】在上腹部，脐中上 5 寸，前正中线旁开 0.5 寸。

【功能及主治】清心益肾，降逆止呕。腹痛，腹胀，呕吐，胸痛，心痛，心悸。

【自我保健】指压按摩：屈指，用指关节用力按压腹通谷，以局部酸胀为佳。灸法：艾条灸 5~10 分钟。

彧中穴

【精准定位】在胸部，第 1 肋间隙，前正中线旁开 2 寸。

【功能及主治】止咳平喘，降逆止呕。咳嗽，胸闷，哮喘，呕吐，食欲不振。

【自我保健】指压按摩：揉按彧中，每次 3~5 分钟。灸法：艾条灸 5~10 分钟。

灵墟穴

【精准定位】在胸部，第 3 肋间隙，前正中线旁开 2 寸。

【功能及主治】宽胸理气，清热降逆。咳嗽，哮喘，胸痛，乳腺炎。

【自我保健】指压按摩：揉按灵墟，每次 3~5 分钟。灸法：艾条灸 5~10 分钟。

步廊穴

【精准定位】在胸部，第 5 肋间隙，前正中线旁开 2 寸。

【功能及主治】止咳平喘，补肾纳气。咳嗽，哮喘，腹痛，呕吐，泄泻，胸痛，乳腺炎，妊娠呕吐。

【自我保健】指压按摩：用拇指指腹按压步廊，以局部酸沉为佳。灸法：艾条灸 5~10 分钟。

阴都穴

【精准定位】在上腹部，脐中上 4 寸，前正中线旁开 0.5 寸。

【功能及主治】调肠胃，理气血。腹胀，肠鸣，腹痛，便秘，妇人不孕。

【自我保健】指压按摩：用指腹从上往下推按阴都，以局部酸麻为佳。灸法：艾条灸 5~10 分钟。

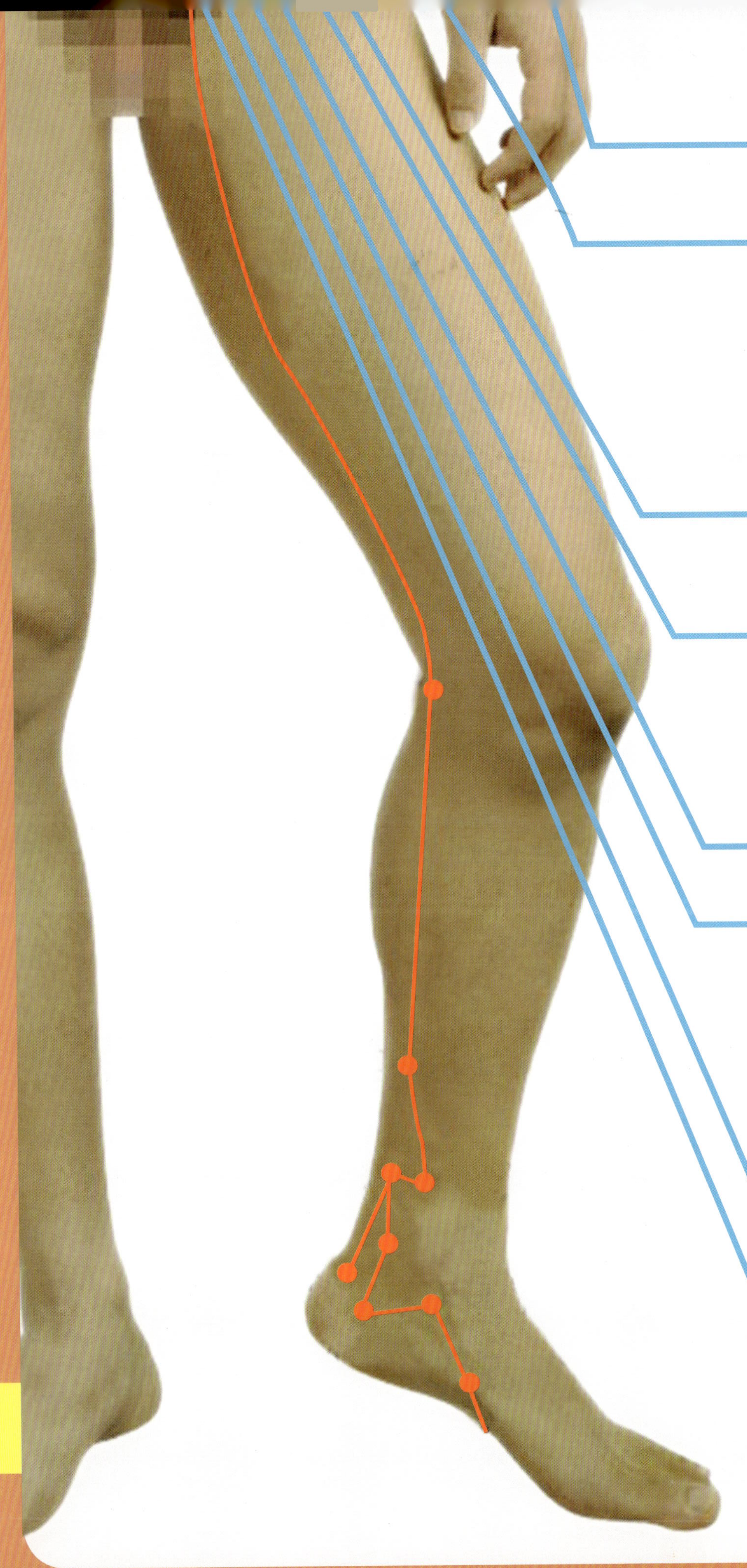

石关穴

【精准定位】在上腹部，脐中上 3 寸，前正中线旁开 0.5 寸。

【功能及主治】滋阴清热，和中化滞。经闭，带下，妇人产后恶露不止，阴门瘙痒。

【自我保健】指压按摩：用指腹从上往下推按石关，以局部酸麻为佳。灸法：艾条灸 5~10 分钟。

商曲穴

【精准定位】在上腹部，脐中上 2 寸，前正中线旁开 0.5 寸。

【功能及主治】理气调肠，和中化湿。腹痛绕脐，腹胀，呕吐，泄泻，痢疾，便秘。

【自我保健】指压按摩：用拇指指腹按压商曲，以局部酸麻为佳。灸法：艾条灸 5~10 分钟。

肓俞穴

【精准定位】在腹中部，脐中旁开 0.5 寸。

【功能及主治】通便止泻，理气止痛。腹痛绕脐，腹胀，呕吐，泄泻，痢疾，便秘。

【自我保健】指压按摩：用指腹从上往下推按肓俞，以局部酸麻为佳。灸法：艾条灸 5~10 分钟。

中注穴

【精准定位】在下腹部，脐中下 1 寸，前正中线旁开 0.5 寸。

【功能及主治】通便止泻，泄热调经，行气止痛。腹胀，呕吐，泄泻，痢疾。

【自我保健】指压按摩：用拇指指腹按压中注，以局部酸麻为佳。灸法：艾条灸 5~10 分钟。

四满穴

【精准定位】在下腹部，脐中下 2 寸，前正中线旁开 0.5 寸。

【功能及主治】理气健脾，调经止泻，清热利湿。月经不调，遗尿，遗精，水肿，小腹痛，便秘。

【自我保健】指压按摩：用指腹从上往下推按四满，以局部酸麻为佳。灸法：艾条灸 10~15 分钟。

气穴穴

【精准定位】在下腹部，脐中下 3 寸，前正中线旁开 0.5 寸。

【功能及主治】止泄泻，理下焦，调冲任，益肾气。月经不调，不孕症，小便不通，遗精，阳痿，阴茎痛。

【自我保健】指压按摩：用拇指指腹按压气穴，以局部酸麻为佳。灸法：艾条灸 10~15 分钟。

大赫穴

【精准定位】在下腹部，脐中下 4 寸，前正中线旁开 0.5 寸。

【功能及主治】涩精止带，调经止痛。遗精，月经不调，子宫脱垂，痛经，不孕，带下。

【自我保健】指压按摩：用指腹从上往下推按大赫，以局部酸麻为佳。灸法：艾条灸 10~15 分钟。

横骨穴

【精准定位】在下腹部，脐中下 5 寸，前正中线旁开 0.5 寸。

【功能及主治】涩精举阳，通利下焦。腹胀，腹痛，泄泻，便秘。

【自我保健】指压按摩：用拇指指腹按压横骨，以局部酸麻为佳。灸法：艾条灸 10~15 分钟。

足少阴肾经（二）

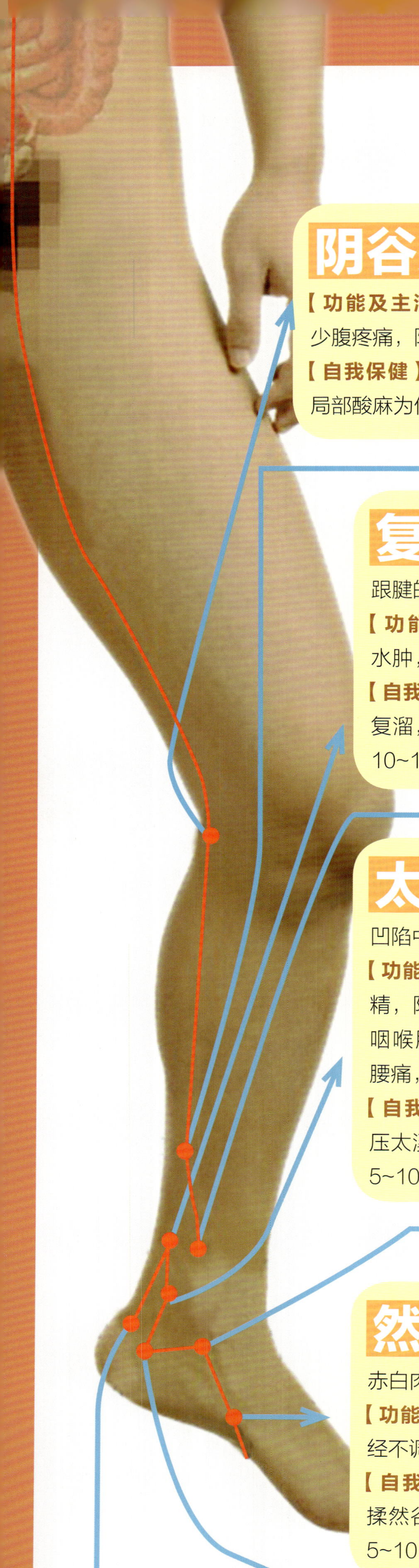

阴谷穴

【精准定位】在膝后区，腘横纹上，半腱肌肌腱外侧缘。

【功能及主治】益肾助阳，理气止痛。前阴、少腹疼痛，阳痿，阴囊湿痒，月经不调。

【自我保健】指压按摩：用指腹按压阴谷，以局部酸麻为佳。灸法：艾条灸 10~15 分钟。

筑宾穴

【精准定位】在小腿内侧，太溪直上 5 寸，比目鱼肌与跟腱之间。

【功能及主治】调补肝肾，清热利湿。癫狂痫证，不孕，小腿内侧痛。

【自我保健】指压按摩：用拇指指腹按压筑宾，以局部酸麻为佳。灸法：艾条灸 10~15 分钟。

复溜穴

【精准定位】在小腿内侧，内踝尖上 2 寸，跟腱的前缘。

【功能及主治】发汗解表，温阳利水。水肿，腹胀，腰脊强痛，盗汗，自汗。

【自我保健】指压按摩：用拇指指腹按压复溜，以局部酸麻为佳。灸法：艾条灸 10~15 分钟。

交信穴

【精准定位】在小腿内侧，内踝尖上 2 寸，胫骨内侧缘后际凹陷中。

【功能及主治】益肾调经，清热利尿。月经不调，睾丸肿痛，阴痒，泄泻，便秘。

【自我保健】指压按摩：用指甲掐压交信，以局部酸麻为佳。灸法：艾条灸 10~15 分钟。

太溪穴

【精准定位】在踝区，内踝尖与跟腱之间的凹陷中。

【功能及主治】滋阴益肾，培土生金。遗精，阳痿，小便频，水肿，不孕，失眠，咽喉肿痛，耳鸣耳聋，夜盲，足跟痛，腰痛，脱发，糖尿病。

【自我保健】指压按摩：用拇指指腹按压太溪，每次 3~5 分钟。灸法：艾条灸 5~10 分钟。

照海穴

【精准定位】在踝区，内踝尖下 1 寸，内踝下缘边际凹陷中。

【功能及主治】滋阴调经，息风止痉，利咽安神。咽喉肿痛，气喘，便秘，月经不调，遗精，遗尿，肾虚失眠。

【自我保健】指压按摩：用拇指指腹按压照海，每次 3~5 分钟。灸法：艾条灸 5~10 分钟。

然谷穴

【精准定位】在足内侧，足舟骨粗隆下方，赤白肉际处。

【功能及主治】滋阴补肾，清热利湿。月经不调，胸胁胀满。

【自我保健】指压按摩：用拇指指腹按揉然谷，每次 1~3 分钟。灸法：艾条灸 5~10 分钟。

涌泉穴

【精准定位】在足底，屈足卷趾时足心最凹陷处。

【功能及主治】滋阴益肾，平肝息风，醒脑开窍。头痛，头晕，咽喉肿痛，难产，下肢瘫痪。

【自我保健】指压按摩：用拇指或食指指腹按揉涌泉，以局部胀痛或扩散至整个足底部为佳。灸法：艾条灸 5~10 分钟。

大钟穴

【精准定位】在跟区，内踝后下方，跟骨上缘，跟腱附着部前缘凹陷中。

【功能及主治】利水消肿，益肾调经，清热安神。咽喉肿痛，月经不调，遗精，腹泻，腰脊强痛。

【自我保健】指压按摩：用拇指指腹按揉大钟，每次 1~3 分钟。灸法：艾条灸 5~10 分钟。

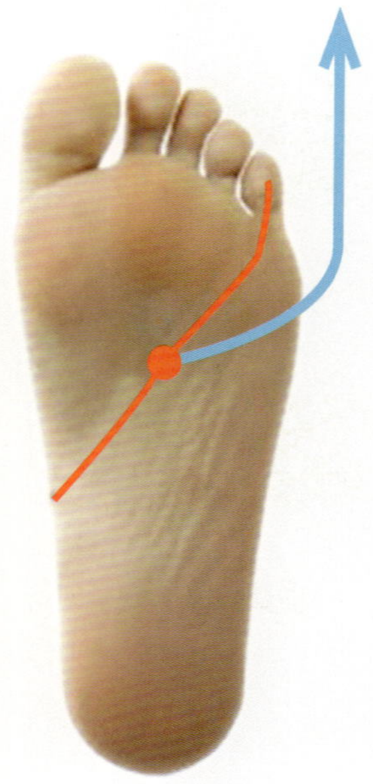

水泉穴

【精准定位】在跟区，太溪直下 1 寸，跟骨结节内侧凹陷中。

【功能及主治】利水消肿，活血调经。月经不调，痛经，阴挺，腹痛，眼花，足跟痛。

【自我保健】指压按摩：常用指腹按揉水泉，每次 1~3 分钟。灸法：艾条灸 5~10 分钟。

手厥阴心包经

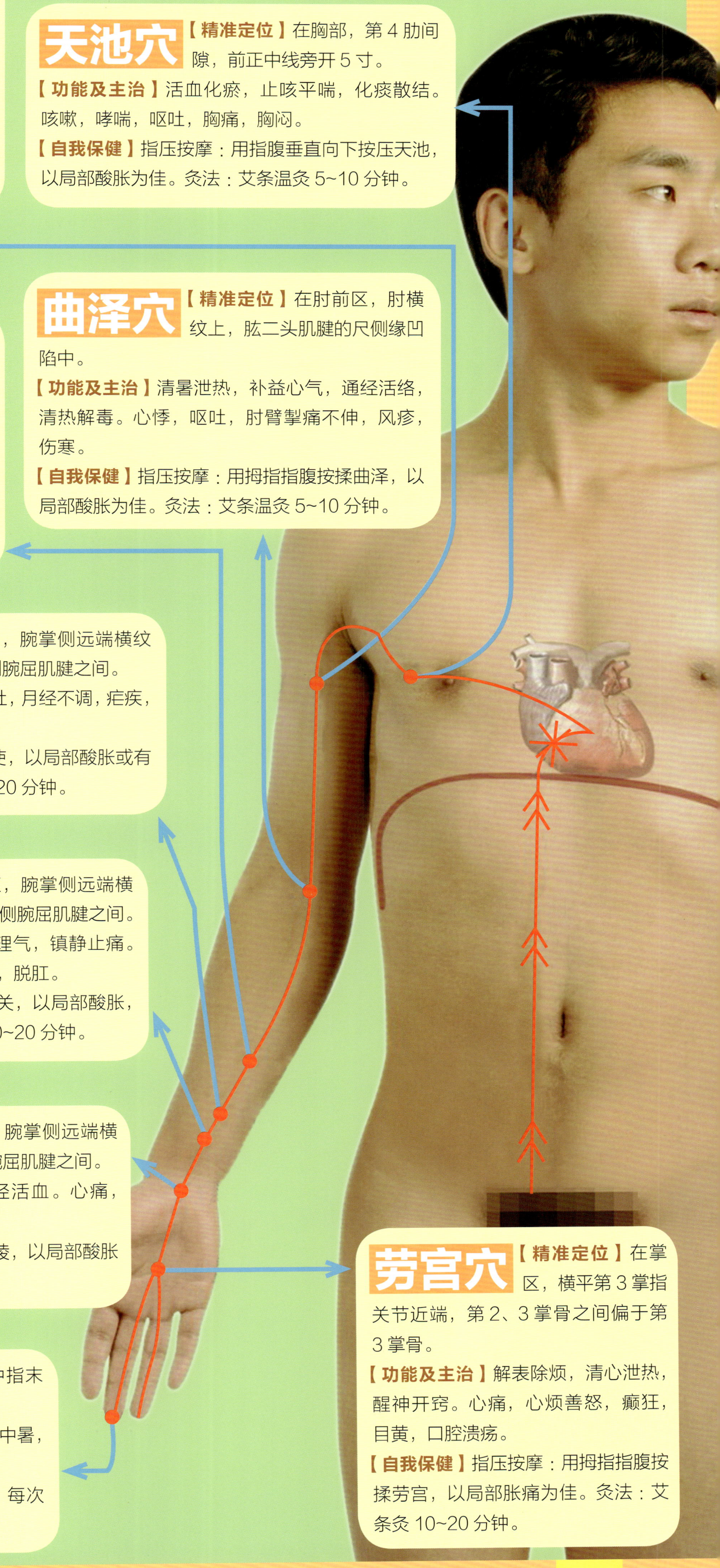

天泉穴

【精准定位】在臂前区，腋前纹头下 2 寸，肱二头肌的长、短头之间。

【功能及主治】活血通脉，理气止痛。上臂内侧痛，胸胁胀满，胸背痛。

【自我保健】指压按摩：用拇指指腹按揉天泉，以局部酸胀为佳。灸法：艾条温灸 5~10 分钟。

天池穴

【精准定位】在胸部，第 4 肋间隙，前正中线旁开 5 寸。

【功能及主治】活血化瘀，止咳平喘，化痰散结。咳嗽，哮喘，呕吐，胸痛，胸闷。

【自我保健】指压按摩：用指腹垂直向下按压天池，以局部酸胀为佳。灸法：艾条温灸 5~10 分钟。

曲泽穴

【精准定位】在肘前区，肘横纹上，肱二头肌腱的尺侧缘凹陷中。

【功能及主治】清暑泄热，补益心气，通经活络，清热解毒。心悸，呕吐，肘臂掣痛不伸，风疹，伤寒。

【自我保健】指压按摩：用拇指指腹按揉曲泽，以局部酸胀为佳。灸法：艾条温灸 5~10 分钟。

郄门穴

【精准定位】在前臂前区，腕掌侧远端横纹上 5 寸，掌长肌腱与桡侧腕屈肌腱之间。

【功能及主治】理气止痛，宁心安神，清营止血。心痛，咳血，肘臂痛，疔疮，胃痛。

【自我保健】指压按摩：用拇指指腹按揉郄门，以局部酸胀或有麻胀感向指端放射为佳。灸法：艾条灸 10~20 分钟。

间使穴

【精准定位】在前臂前区，腕掌侧远端横纹上 3 寸，掌长肌腱与桡侧腕屈肌腱之间。

【功能及主治】截疟，安神，宽胸。心痛，呕吐，月经不调，疟疾，咽炎。

【自我保健】指压按摩：用拇指指腹按揉间使，以局部酸胀或有麻胀感向指端放射为佳。灸法：艾条灸 10~20 分钟。

内关穴

【精准定位】在前臂前区，腕掌侧远端横纹上 2 寸，掌长肌腱与桡侧腕屈肌腱之间。

【功能及主治】宁心安神，和胃降逆，宽胸理气，镇静止痛。心悸，失眠，胃痛，呕吐，哮喘，月经不调，脱肛。

【自我保健】指压按摩：用拇指指腹按揉内关，以局部酸胀，有麻电感向指端放射为佳。灸法：艾条灸 10~20 分钟。

大陵穴

【精准定位】在腕前区，腕掌侧远端横纹中，掌长肌腱与桡侧腕屈肌腱之间。

【功能及主治】清热宁心，宽胸和胃，通经活血。心痛，心悸，失眠，口疮，口臭，手臂痛。

【自我保健】指压按摩：用拇指指腹按揉大陵，以局部酸胀为佳。灸法：艾条灸 10~20 分钟。

劳宫穴

【精准定位】在掌区，横平第 3 掌指关节近端，第 2、3 掌骨之间偏于第 3 掌骨。

【功能及主治】解表除烦，清心泄热，醒神开窍。心痛，心烦善怒，癫狂，目黄，口腔溃疡。

【自我保健】指压按摩：用拇指指腹按揉劳宫，以局部胀痛为佳。灸法：艾条灸 10~20 分钟。

中冲穴

【精准定位】在手指，中指末端最高点。

【功能及主治】回阳救逆，醒神通络。晕厥，中暑，高血压，耳鸣，小儿夜啼。

【自我保健】指压按摩：用指尖掐按中冲，每次 1~3 分钟。灸法：艾条灸 5~10 分钟。

手少阳三焦经

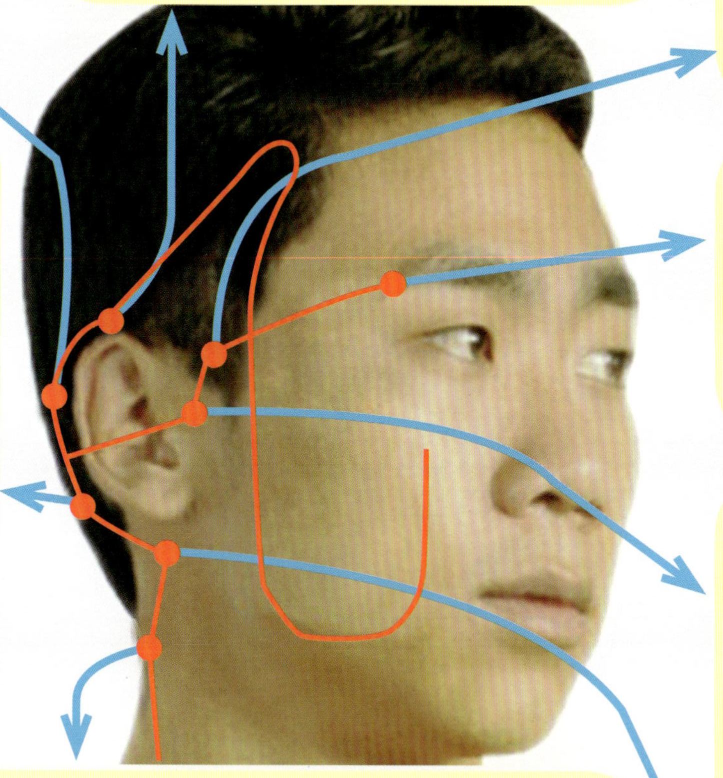

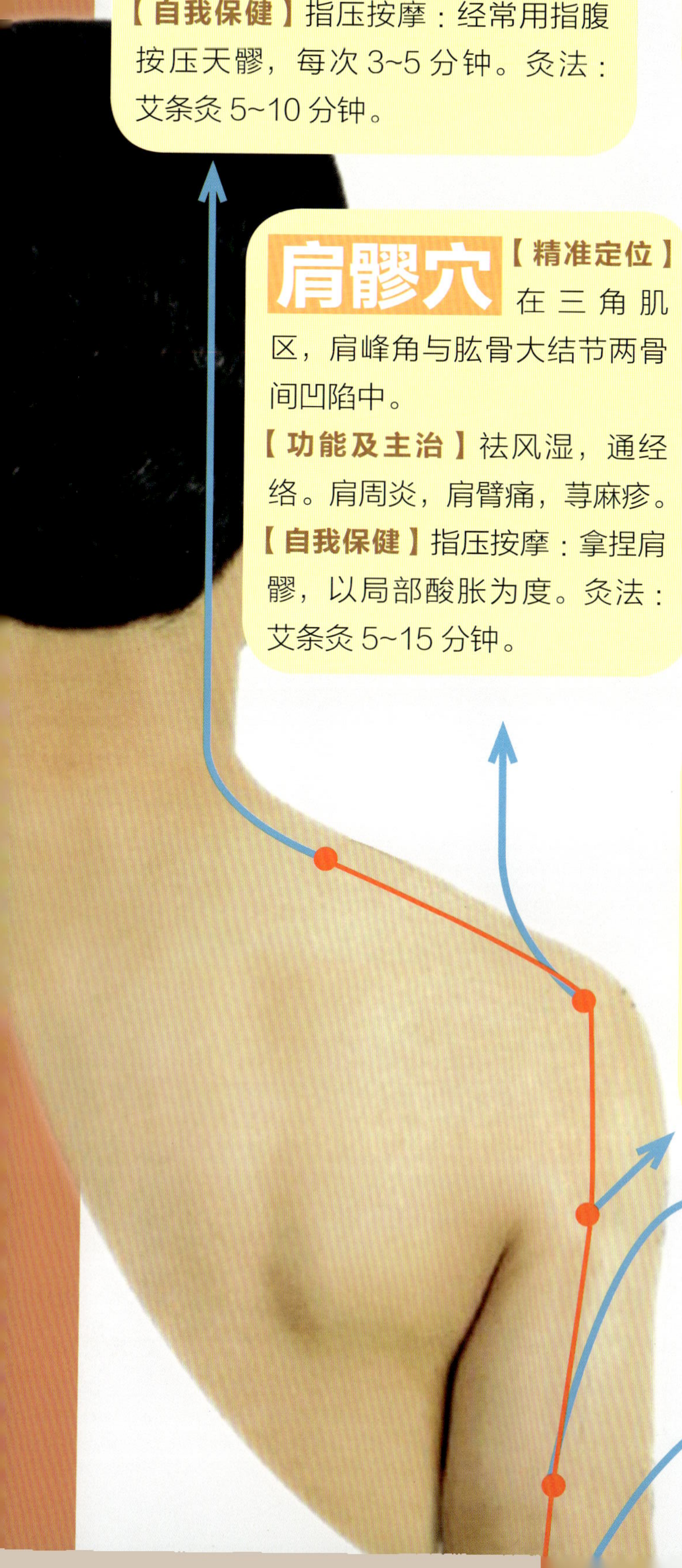

天髎穴

【精准定位】在肩胛区，肩胛骨上角骨际凹陷中。

【功能及主治】通经止痛。肩臂痛，颈项强痛，胸中烦满。

【自我保健】指压按摩：经常用指腹按压天髎，每次 3~5 分钟。灸法：艾条灸 5~10 分钟。

颅息穴

【精准定位】在头部，角孙至翳风沿耳轮弧形连线的上 1/3 下 2/3 交点处。

【功能及主治】通窍止痛，镇惊息风。耳鸣，头痛，耳聋，小儿惊风，呕吐，泄泻。

【自我保健】指压按摩：用食指指腹轻揉颅息，每次 3~5 分钟。灸法：艾条灸 5~10 分钟。

角孙穴

【精准定位】在头部，耳尖正对发际处。

【功能及主治】清热散风，消肿止痛。耳部肿痛，目赤肿痛，齿痛，头痛，项强。

【自我保健】指压按摩：用拇指指腹轻揉角孙，每次 3~5 分钟。灸法：艾条灸 5~10 分钟。

肩髎穴

【精准定位】在三角肌区，肩峰角与肱骨大结节两骨间凹陷中。

【功能及主治】祛风湿，通经络。肩周炎，肩臂痛，荨麻疹。

【自我保健】指压按摩：拿捏肩髎，以局部酸胀为度。灸法：艾条灸 5~15 分钟。

瘛脉穴

【精准定位】在头部，乳突中央，角孙至翳风沿耳轮弧形连线的上 2/3 下 1/3 交点处。

【功能及主治】息风止痉，活络通窍。耳鸣，头痛，耳聋，小儿惊风，呕吐。

【自我保健】指压按摩：用食指指腹轻揉瘛脉，每次 3~5 分钟。灸法：艾条灸 5~10 分钟。

耳和髎穴

【精准定位】在头部，鬓发后缘，耳廓根的前方，颞浅动脉的后缘。

【功能及主治】祛风通络，消肿止痛。牙关紧闭，口眼歪斜，头重痛，耳鸣。

【自我保健】指压按摩：常用中指指腹轻揉耳和髎，每次 3~5 分钟。灸法：艾条灸 5~10 分钟。

丝竹空穴

【精准定位】在面部，眉梢凹陷中。

【功能及主治】清头明目，散风止痛。头痛，齿痛，目赤肿痛，眼睑瞤动。

【自我保健】指压按摩：用拇指指腹用力按揉，每次 1~3 分钟。灸法：艾条灸 5~10 分钟。

耳门穴

【精准定位】在耳区，耳屏上切迹与下颌骨髁突之间的凹陷中。

【功能及主治】开窍益聪，祛风通络。耳鸣，耳聋，齿痛，下颌关节炎。

【自我保健】指压按摩：用中指指腹轻揉耳门，每次 3~5 分钟。灸法：艾条灸 10~20 分钟。

臑会穴

【精准定位】在臂后区，肩峰角下 3 寸，三角肌的后下缘。

【功能及主治】化痰散结，通络止痛。肩胛肿痛，前臂痛，颈淋巴结结核。

【自我保健】指压按摩：用拇指指腹按揉臑会，以局部酸胀为佳。灸法：艾条灸 10~20 分钟。

天牖穴

【精准定位】在肩胛区，横平下颌角，胸锁乳突肌的后缘凹陷中。

【功能及主治】清头明目，消痰截疟。头痛，头晕，暴聋，颈椎病。

【自我保健】指压按摩：用中指和食指指腹轻揉天牖，每次 3~5 分钟。灸法：艾条灸 5~10 分钟。

翳风穴

【精准定位】在颈部，耳垂后方，乳突下端前方凹陷中。

【功能及主治】通窍聪耳，祛风泄热。耳鸣，耳聋，口眼歪斜，牙关紧闭，齿痛，颊肿。

【自我保健】指压按摩：用指腹按揉翳风，以耳后酸胀，可扩散至半侧面部为佳。灸法：艾条灸 5~10 分钟。

清冷渊穴

【精准定位】在臂后区，肘尖与肩峰角连线上，肘尖上 2 寸。

【功能及主治】清热散风，通经活络。臂痛，偏头痛，眼疾。

【自我保健】指压按摩：用拇指指腹用力按压清冷渊，以局部酸胀为佳。灸法：艾条灸 5~10 分钟。

消泺穴

【精准定位】在臂后区，肘尖与肩峰角连线上，肘尖上 5 寸。

【功能及主治】清热醒神，通经止痛。头项强痛，臂痛，头痛，齿痛。

【自我保健】指压按摩：用拇指指腹用力按压消泺，以局部酸胀为佳。灸法：艾条灸 5~10 分钟。

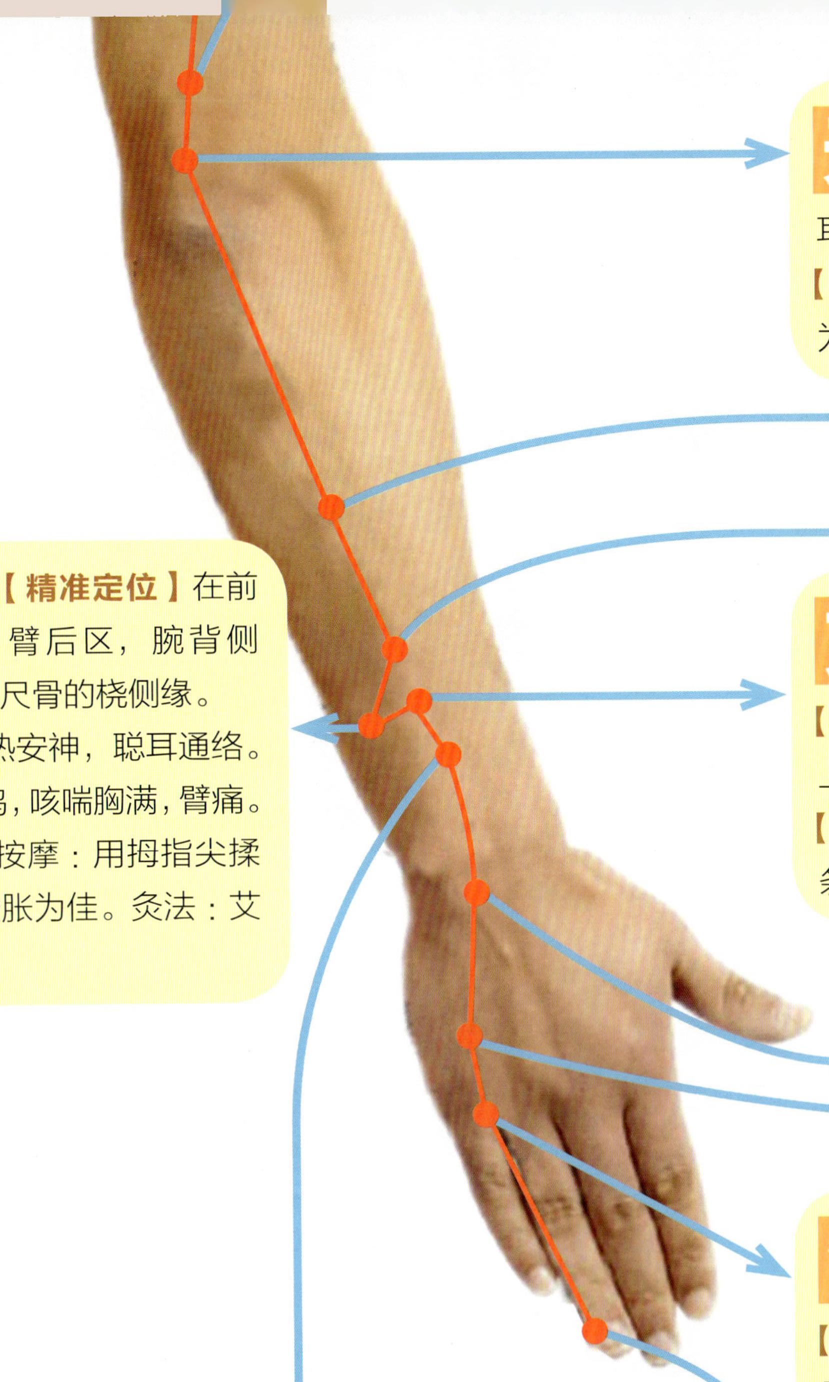

天井穴

【精准定位】在肘后区，肘尖上 1 寸凹陷中。

【功能及主治】行气散结，安神通络。臂痛，耳聋，下牙痛，眼疾。

【自我保健】指压按摩：用拇指指腹用力按压天井，以局部酸胀为佳。灸法：艾条灸 5~10 分钟。

四渎穴

【精准定位】在前臂后区，肘尖下 5 寸，尺骨与桡骨间隙中点。

【功能及主治】聪耳，止痛，利咽。暴喑，耳聋，下牙痛，眼疾。

【自我保健】指压按摩：经常点按四渎，每次 1~3 分钟。灸法：艾条灸 5~10 分钟。

会宗穴

【精准定位】在前臂后区，腕背侧远端横纹上 3 寸，尺骨的桡侧缘。

【功能及主治】清热安神，聪耳通络。偏头痛，耳聋，耳鸣，咳喘胸满，臂痛。

【自我保健】指压按摩：用拇指尖揉按会宗，以局部酸胀为佳。灸法：艾条灸 5~10 分钟。

支沟穴

【精准定位】在前臂后区，腕背侧远端横纹上 3 寸，尺骨与桡骨间隙中点。

【功能及主治】解表清热，通经活络。耳聋，耳鸣，胸胁痛，便秘，上肢麻痹。

【自我保健】指压按摩：按揉支沟，以局部酸胀为佳。灸法：艾条灸 10~20 分钟。

三阳络穴

【精准定位】在前臂后区，腕背侧远端横纹上 4 寸，尺骨与桡骨间隙中点。

【功能及主治】舒筋活络，开音聪耳。臂痛，脑血管病后遗症，耳聋，下牙痛，眼疾。

【自我保健】指压按摩：用拇指尖揉三阳络，以局部酸胀为佳。灸法：艾条灸 5~10 分钟。

阳池穴

【精准定位】在腕后区，腕背侧远端横纹上，指伸肌腱尺侧缘凹陷中。

【功能及主治】和解表里，益阴增液。目赤肿痛，腕痛无力，腕关节红肿不得屈伸，糖尿病。

【自我保健】指压按摩：用拇指尖揉按阳池，以局部酸胀为佳。灸法：艾条灸 3~5 分钟。

液门穴

【精准定位】在手背，当第 4、5 指间，指蹼缘后方赤白肉际处。

【功能及主治】解表清热，通络止痛。头痛，目赤，耳聋，耳鸣，咽肿，手背红肿，手肌痉挛。

【自我保健】指压按摩：用拇指尖掐按液门，以局部胀痛为佳。灸法：艾条灸 5~10 分钟。

外关穴

【精准定位】在前臂后区，腕背侧远端横纹上 2 寸，尺骨与桡骨间隙中点。

【功能及主治】解表清热，通经活络。头痛，耳鸣，胸胁痛，颈椎病，手指疼痛。

【自我保健】指压按摩：按揉外关，以局部酸胀为佳。灸法：艾条灸 10~20 分钟。

关冲穴

【精准定位】在手指，第 4 指末节尺侧，指甲根角侧上方 0.1 寸（指寸）。

【功能及主治】清热解毒，醒神通窍，活血通络。头痛，目赤，视物不清，耳聋，耳鸣，臂、肘疼痛。

【自我保健】指压按摩：用拇指尖掐按关冲，每次 1~3 分钟。灸法：艾条灸 5~10 分钟。

中渚穴

【精准定位】在手背，第 4、5 掌骨间，掌指关节近端凹陷中。

【功能及主治】清热通络，明目益聪。头痛目赤，目痛，耳聋，耳鸣，肘臂痛，五指不得屈伸。

【自我保健】指压按摩：用拇指尖掐按中渚，以局部酸胀为佳。灸法：艾条灸 5~10 分钟。

足少阳胆经（一）

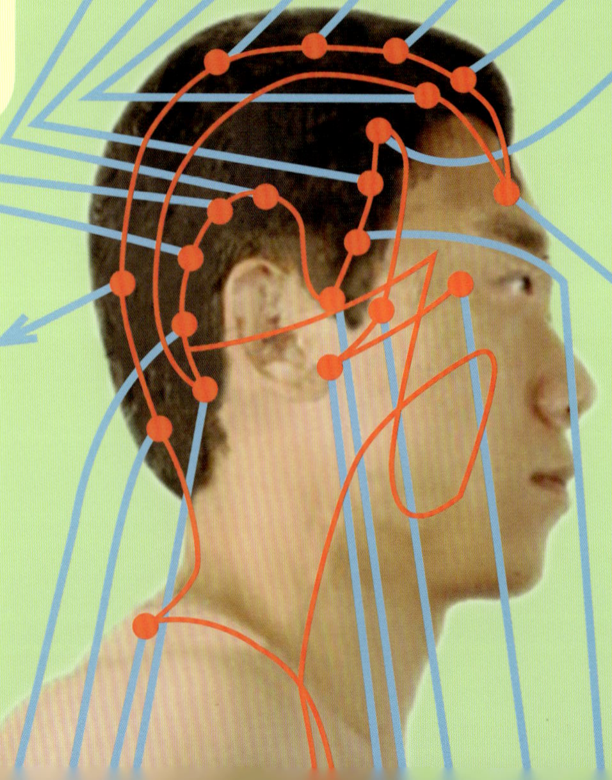

目窗穴
【精准定位】在头部，前发际上 1.5 寸，瞳孔直上。
【功能及主治】清头明目，发散风热。头痛，目赤肿痛，鼻塞，牙龈肿痛，小儿惊痫。
【自我保健】指压按摩：用食指指腹按揉目窗，每次 1~3 分钟。灸法：艾条灸 5~10 分钟。

头临泣穴
【精准定位】在头部，前发际上 0.5 寸，瞳孔直上。
【功能及主治】清头明目，安神定志。头痛，目赤肿痛，鼻塞，流鼻涕，中风。
【自我保健】指压按摩：按揉头临泣 1~3 分钟，以局部酸胀为佳。灸法：艾条灸 5~10 分钟。

颔厌穴
【精准定位】在头部，从头维至曲鬓的弧形连线（其弧度与鬓发弧度相应）的上 1/4 与下 3/4 的交点处。
【功能及主治】聪耳开窍，散风活络。偏头痛，耳鸣，耳聋，颈项痛，齿痛。
【自我保健】指压按摩：用中指指腹按揉颔厌，以局部酸胀为佳。灸法：艾条灸 5~10 分钟。

阳白穴
【精准定位】在头部，眉上 1 寸，瞳孔直上。
【功能及主治】清头明目，祛风泄热。中风不省人事，小儿惊厥；头痛，眩晕，颈项强急。
【自我保健】指压按摩：用拇指指腹按揉阳白，每次 3~5 分钟。灸法：艾条灸 5~10 分钟。

正营穴
【精准定位】在头部，前发际上 2.5 寸，瞳孔直上。
【功能及主治】清头明目，疏风止痛。头痛头晕，面目浮肿，目赤肿痛，鼻塞。
【自我保健】指压按摩：用食指指腹按揉正营，每次 1~3 分钟。灸法：艾条灸 5~10 分钟。

承灵穴
【精准定位】在头部，前发际上 4 寸，瞳孔直上。
【功能及主治】清头目，散风热。头痛，鼻塞，眩晕，目痛。
【自我保健】指压按摩：用食指指腹按揉承灵，每次 1~3 分钟。灸法：艾条灸 5~10 分钟。

天冲穴
【精准定位】在头部，耳根后缘直上，入发际 2 寸。
【功能及主治】祛风定惊，清热散结。头痛，眩晕，癫痫，耳鸣，耳聋，目痛，齿痛。
【自我保健】指压按摩：用中指指腹轻轻按揉天冲，以局部酸胀为佳。灸法：艾条灸 5~10 分钟。

脑空穴
【精准定位】在头部，横平枕外隆凸的上缘，风池直上。
【功能及主治】醒脑通窍，活络散风。头痛，癫痫，惊悸，目眩，目赤肿痛，鼻痛，耳聋，颈项强痛。
【自我保健】指压按摩：用食指指腹按揉脑空，每次 1~3 分钟。灸法：艾条灸 5~10 分钟。

本神穴
【精准定位】在头部，前发际上 0.5 寸，头正中线旁开 3 寸。
【功能及主治】祛风定惊，清热止痛。中风不省人事，小儿惊厥，头痛，眩晕，颈项强急。
【自我保健】指压按摩：用拇指按揉本神，每次 3~5 分钟。灸法：艾条灸 5~10 分钟。

率谷穴
【精准定位】在头部，耳尖直上入发际 1.5 寸。
【功能及主治】清热息风，通经活络。头痛，眩晕，小儿惊风。
【自我保健】指压按摩：用中指指腹轻轻按揉率谷，以局部酸胀为佳。灸法：艾条灸 5~10 分钟。

悬颅穴
【精准定位】在头部，从头维至曲鬓的弧形连线（其弧度与鬓发弧度相应）的中点处。
【功能及主治】疏通经络，清热散风。偏头痛，面肿，目外眦痛，流鼻血，齿痛。
【自我保健】指压按摩：用中指指腹按揉悬颅，以局部酸胀为佳。灸法：艾条灸 5~10 分钟。

浮白穴
【精准定位】在头部，耳后乳突的后上方，从天冲与完骨弧形连线（其弧度与耳郭弧度相应）的上 1/3 与下 2/3 交点处。
【功能及主治】清头散风，理气散结。头痛，颈项强痛，咳逆，耳聋，耳鸣，下肢瘫痪。
【自我保健】指压按摩：用中指指腹轻轻按揉浮白，以局部酸胀为佳。灸法：艾条灸 5~10 分钟。

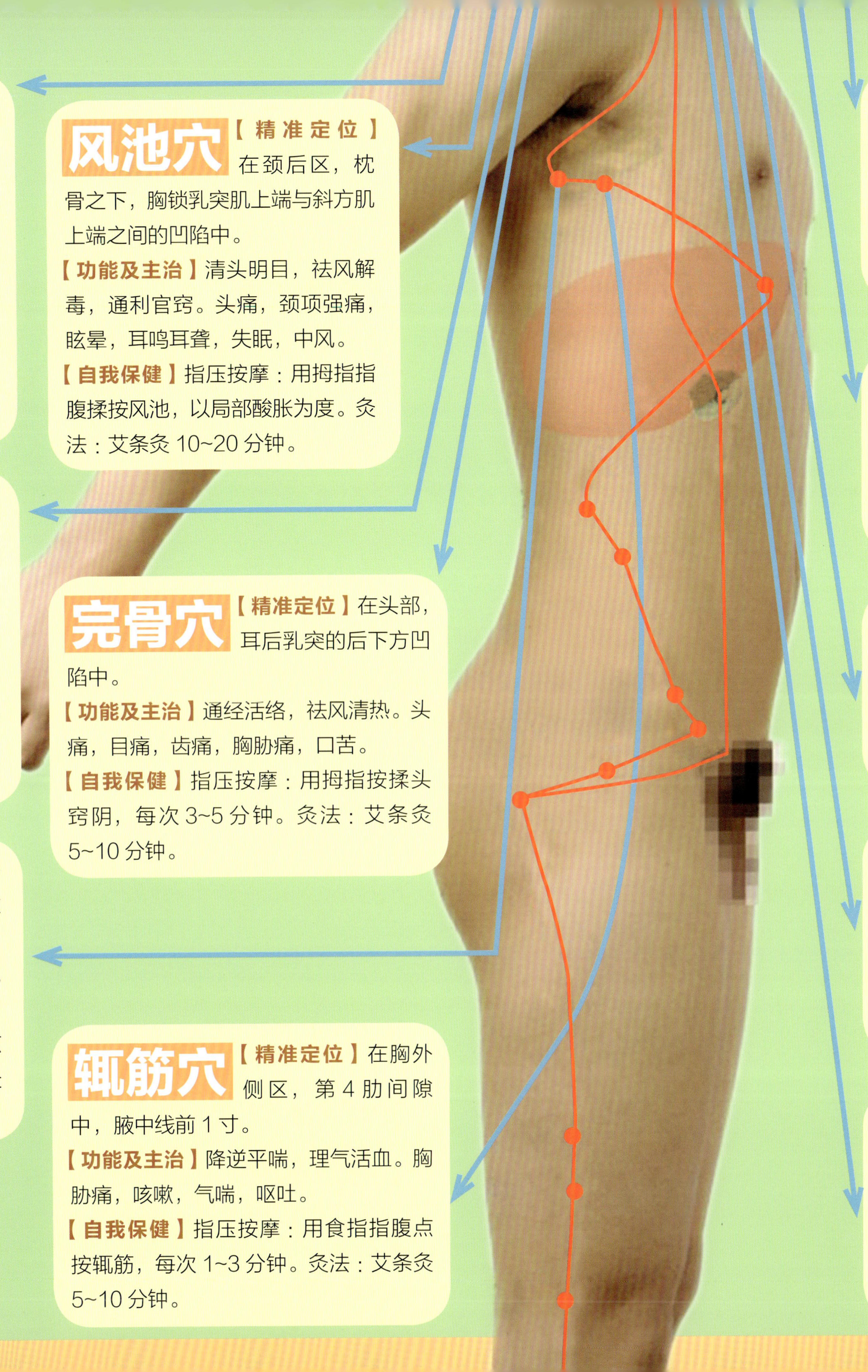

头窍阴穴
【精准定位】在头部，耳后乳突的后上方，当天冲与完骨的弧形连线的上 2/3 与下 1/3 交点处。
【功能及主治】理气镇痛，开窍聪耳。头痛，耳鸣，耳聋，目痛，齿痛，胸胁痛，口苦。
【自我保健】指压按摩：用拇指按揉头窍阴，每次 3~5 分钟。灸法：艾条灸 5~10 分钟。

风池穴
【精准定位】在颈后区，枕骨之下，胸锁乳突肌上端与斜方肌上端之间的凹陷中。
【功能及主治】清头明目，祛风解毒，通利官窍。头痛，颈项强痛，眩晕，耳鸣耳聋，失眠，中风。
【自我保健】指压按摩：用拇指指腹揉按风池，以局部酸胀为度。灸法：艾条灸 10~20 分钟。

肩井穴
【精准定位】在肩胛区，第 7 颈椎棘突与肩峰最外侧点连线的中点。
【功能及主治】降逆理气，散结补虚，通经活络。颈、肩、背痛，乳腺炎，手臂不举，落枕。
【自我保健】指压按摩：用拇指指腹揉按肩井，以局部酸胀为度。灸法：艾条灸 10~20 分钟。

完骨穴
【精准定位】在头部，耳后乳突的后下方凹陷中。
【功能及主治】通经活络，祛风清热。头痛，目痛，齿痛，胸胁痛，口苦。
【自我保健】指压按摩：用拇指按揉头窍阴，每次 3~5 分钟。灸法：艾条灸 5~10 分钟。

渊腋穴
【精准定位】在胸外侧区，第 4 肋间隙中，在腋中线上。
【功能及主治】理气活血，通经止痛。胸满，胁痛，腋下肿，臂痛不举。
【自我保健】指压按摩：用拇指指腹点按渊腋，每次 1~3 分钟。灸法：艾条灸 5~10 分钟。

辄筋穴
【精准定位】在胸外侧区，第 4 肋间隙中，腋中线前 1 寸。
【功能及主治】降逆平喘，理气活血。胸胁痛，咳嗽，气喘，呕吐。
【自我保健】指压按摩：用食指指腹点按辄筋，每次 1~3 分钟。灸法：艾条灸 5~10 分钟。

悬厘穴
【精准定位】在头部，从头维至曲鬓的弧形连线（其弧度与鬓发弧度相应）的上 3/4 与下 1/4 的交点处。
【功能及主治】疏经通络，清热散风。偏头痛，耳鸣，目外眦痛，齿痛。
【自我保健】指压按摩：用中指指腹按揉悬厘，以局部酸胀为佳。灸法：艾条灸 5~10 分钟。

瞳子髎穴
【精准定位】在面部，目外眦外侧 0.5 寸凹陷中。
【功能及主治】疏散风热，明目退翳。头痛，目痛，迎风流泪，口眼歪斜。
【自我保健】指压按摩：用两手拇指垂直按揉瞳子髎，以局部酸胀为佳。灸法：艾条灸 5~10 分钟。

上关穴
【精准定位】在面部，颧弓上缘中央凹陷中。
【功能及主治】聪耳开窍，散风活络。头痛，口眼歪斜，耳鸣，耳聋。
【自我保健】指压按摩：用中指指腹按揉上关，以局部酸胀为佳。灸法：艾条灸 10~15 分钟。

曲鬓穴
【精准定位】在头部，耳前鬓角发际后缘与耳尖水平线的交点处。
【功能及主治】清热散风，活络通窍。偏头痛，耳鸣，目外眦痛，齿痛，食欲不振。
【自我保健】指压按摩：用中指指腹轻轻按揉曲鬓，以局部酸胀为佳。灸法：艾条灸 5~10 分钟。

听会穴
【精准定位】在面部，耳屏间切迹与下颌骨髁突之间的凹陷中。
【功能及主治】开窍聪耳，活络安神。头痛眩晕，口眼歪斜。耳鸣，耳聋。
【自我保健】指压按摩：用中指指腹按揉听会，以局部酸胀为佳。灸法：艾条灸 10~20 分钟。

足少阳胆经（二）

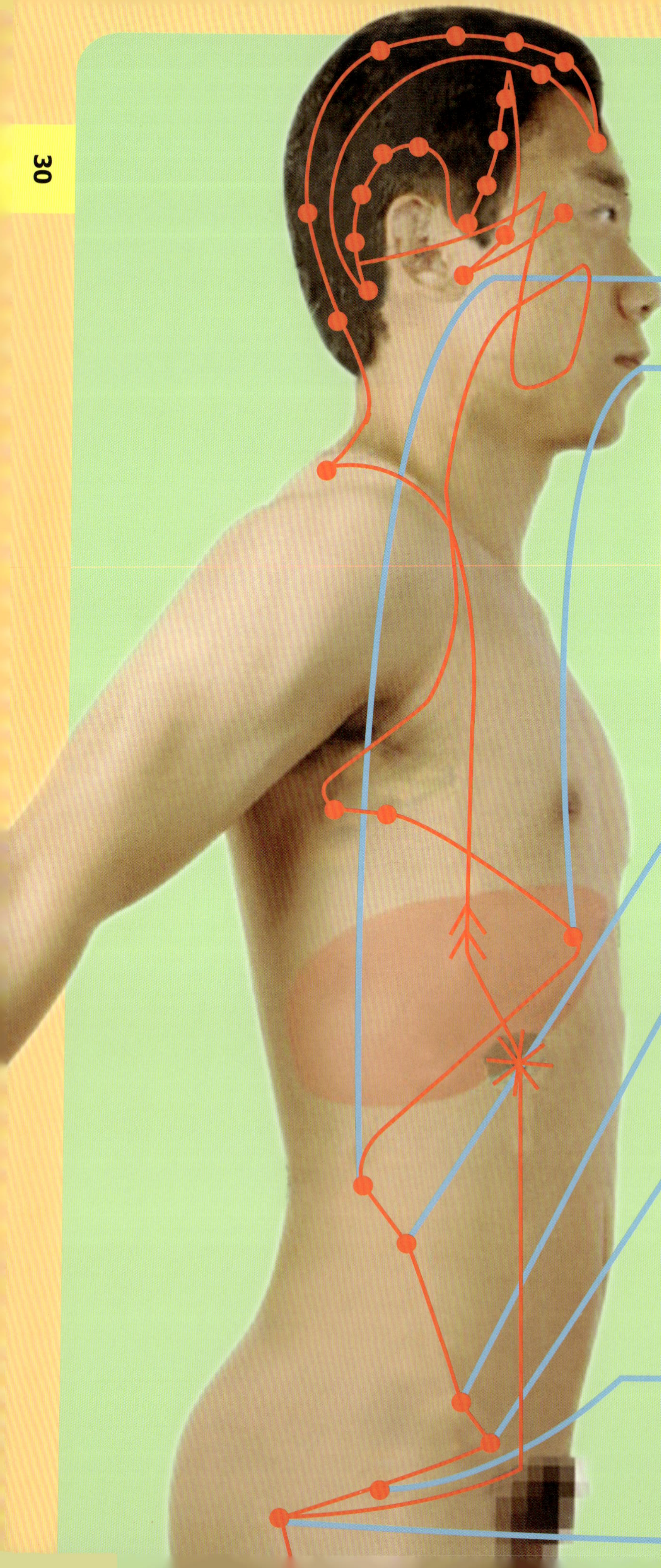

京门穴【精准定位】在上腹部，第 12 肋骨游离端下际。

【功能及主治】利尿通淋，补肾温阳。腹胀，肠鸣，腹泻，肾炎。

【自我保健】指压按摩：用食指指腹点按京门，每次 3~5 分钟。灸法：艾条灸 10~20 分钟。

带脉穴【精准定位】在侧腹部，第 11 肋骨游离端垂线与脐水平线的交点上。

【功能及主治】清热利湿，调经止带。月经不调，经闭，痛经，不孕，腰痛。

【自我保健】指压按摩：用拇指指腹点按带脉，每次 1~3 分钟。灸法：艾条灸 5~10 分钟。

维道穴【精准定位】在下腹部，髂前上棘内下 0.5 寸。

【功能及主治】调冲任，理下焦。月经不调，腰痛，胁痛连背，便秘。

【自我保健】指压按摩：用拇指指腹点按维道，每次 1~3 分钟。灸法：艾条灸 10~20 分钟。

居髎穴【精准定位】在臀区，髂前上棘与股骨大转子最凸点连线的中点处。

【功能及主治】舒筋活络，强健腰腿。腰腿麻木，瘫痪，疝气。

【自我保健】指压按摩：用拇指指腹用力点按居髎，以局部酸胀为度。灸法：艾条灸 10~20 分钟。

日月穴【精准定位】在胸部，第 7 肋间隙，前正中线旁开 4 寸。

【功能及主治】降逆利胆，调理肠胃。呃逆，反胃吞酸，口苦，黄疸，胸胁疼痛。

【自我保健】指压按摩：用食指指腹稍用力按压日月，每次 1~3 分钟。灸法：艾条灸 10~20 分钟。

环跳穴【精准定位】在臀区，股骨大转子最凸点与骶管裂孔连线上的外 1/3 与 2/3 交点处。

【功能及主治】祛风湿，利腰腿。腰胯疼痛，遍身风疹，半身不遂。

【自我保健】指压按摩：用拇指指腹用力按压环跳，以局部酸胀，有放电感向下肢放射为度。灸法：艾条灸 10~20 分钟。

中渎穴【精准定位】在股部，腘横纹上 7 寸，髂胫束后缘。

【功能及主治】通经活络，祛风散寒。下肢麻木，半身不遂等。

【自我保健】指压按摩：手握空拳敲打中渎，以局部酸胀，向下扩散为度。灸法：艾条灸 10~20 分钟。

五枢穴【精准定位】在下腹部，横平脐下 3 寸，髂前上棘内侧。

【功能及主治】调经带，理下焦，通腑气。白带异常，腰痛，小腹痛，便秘。

【自我保健】指压按摩：用拇指指腹点按五枢，每次 1~3 分钟。灸法：艾条灸 5~10 分钟。

风市穴【精准定位】在股部，直立垂手，掌心贴于大腿时，中指尖所指凹陷中，髂胫束后缘。

【功能及主治】祛风湿，调气血，通经络。中风半身不遂，下肢痿痹，全身瘙痒。

【自我保健】指压按摩：用食指指腹按揉风市，每次 1~3 分钟。灸法：艾条灸 10~20 分钟。

膝阳关穴【精准定位】在膝部，股骨外上髁后上缘，股二头肌腱与髂胫束之间的凹陷中。

【功能及主治】疏筋脉，利关节，祛风湿。膝关节肿痛，小腿麻木等。

【自我保健】指压按摩：用食指指腹按揉膝阳关，以局部酸胀为度。灸法：艾条灸 10~20 分钟。

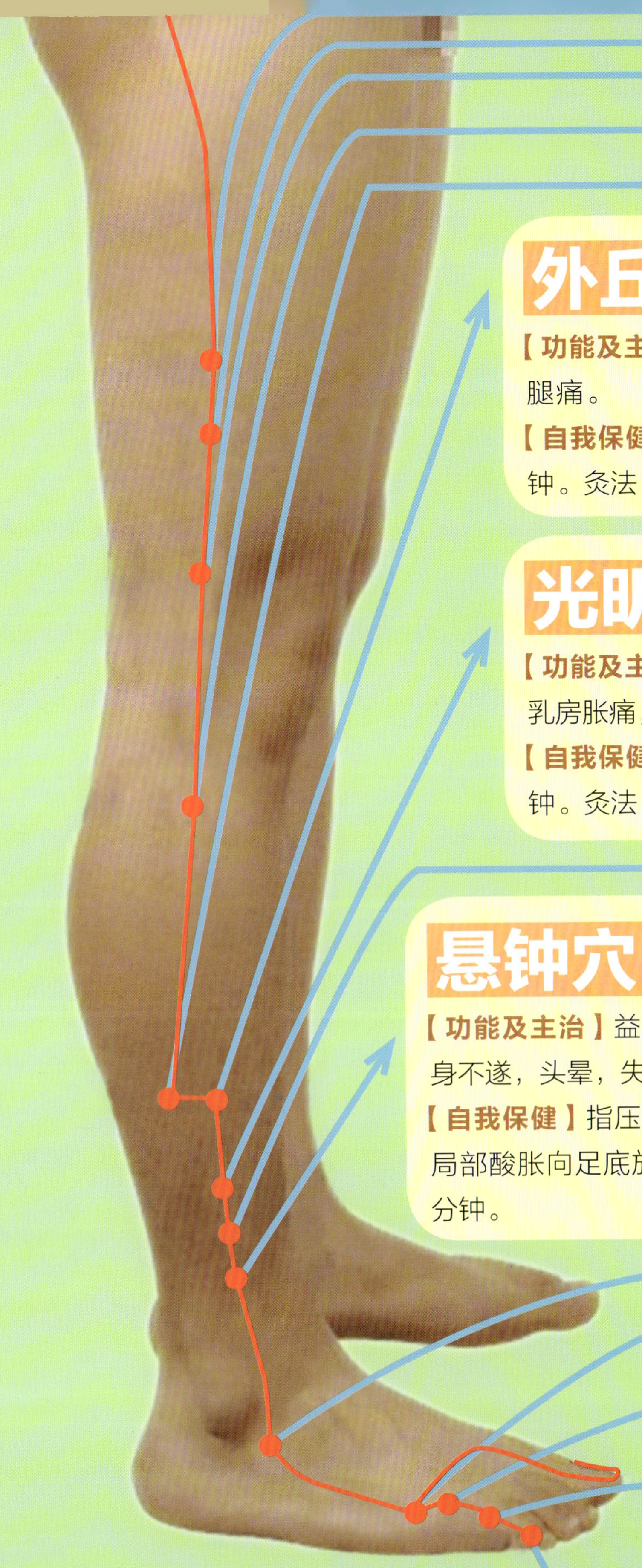

外丘穴

【精准定位】在小腿外侧，外踝尖上 7 寸，腓骨前缘。

【功能及主治】疏肝理气，通经活络。头项强痛，胸胁痛，腿痛。

【自我保健】指压按摩：用拇指指腹按揉外丘，每次 1~3 分钟。灸法：艾条灸 5~10 分钟。

光明穴

【精准定位】在小腿外侧，外踝尖上 5 寸，腓骨前缘。

【功能及主治】疏肝明目，通经活络。目痛，夜盲，白内障，乳房胀痛，腿膝酸痛。

【自我保健】指压按摩：用拇指指腹按揉光明，每次 1~3 分钟。灸法：艾条灸 10~20 分钟。

悬钟穴

【精准定位】在小腿外侧，外踝尖上 3 寸，腓骨前缘。

【功能及主治】益髓生血，舒筋活络。颈项痛，半身不遂，头晕，失眠，耳鸣耳聋，高血压。

【自我保健】指压按摩：用拇指指腹按揉悬钟，以局部酸胀向足底放射为宜。灸法：艾条灸 10~20 分钟。

阳交穴

【精准定位】在小腿外侧，外踝尖上 7 寸，腓骨后缘。

【功能及主治】舒筋活络，安神定志。颈项强痛，胸胁胀满，下肢麻木。

【自我保健】指压按摩：用拇指指腹按揉阳交，每次 1~3 分钟。灸法：艾条灸 5~10 分钟。

阳辅穴

【精准定位】在小腿外侧，外踝尖上 4 寸，腓骨前缘。

【功能及主治】清热散风，舒筋活络。偏头痛，胸胁痛，下肢外侧痛。

【自我保健】指压按摩：用拇指指腹按揉阳辅，每次 1~3 分钟。灸法：艾条灸 10~20 分钟。

足临泣穴

【精准定位】在足背，第 4、5 跖骨底结合部的前方，第 5 趾长伸肌腱外侧凹陷中。

【功能及主治】疏肝解郁，息风泻火。头痛目眩，乳腺炎，腋下肿，胁肋痛。

【自我保健】指压按摩：用拇指指腹按揉足临泣，以局部酸胀为宜。

侠溪穴

【精准定位】在足背，第 4、5 趾间，趾蹼缘后方赤白肉际处。

【功能及主治】清热息风，消肿止痛。头痛，目痛，胸胁痛。

【自我保健】指压按摩：用拇指指腹按揉侠溪，每次 1~3 分钟。灸法：艾条灸 5~10 分钟。

阳陵泉穴

【精准定位】在小腿外侧，腓骨头前下方凹陷中。

【功能及主治】清热息风，消肿止痛。头痛，耳鸣，下肢麻木，乳房胀痛，呕吐，黄疸。

【自我保健】指压按摩：用食指指腹按揉阳陵泉，每次 1~3 分钟。灸法：艾条灸 10~20 分钟。

丘墟穴

【精准定位】在踝区，外踝的前下方，趾长伸肌腱的外侧凹陷中。

【功能及主治】清暑泄热，凉血解毒，醒脑安神，舒筋活络。偏头痛，耳聋，咽肿，颈项痛，疟疾，胸胁痛。

【自我保健】指压按摩：用拇指指腹按揉丘墟，以局部沉、麻、胀并向下传导至足部为宜。灸法：艾条灸 10~20 分钟。

地五会穴

【精准定位】在足背，第 4、5 跖骨间，第 4 跖趾关节近端凹陷中。

【功能及主治】疏肝利胆，通经活络。头痛目眩，目赤肿痛，咽肿，耳聋。

【自我保健】指压按摩：用拇指指腹按揉地五会，每次 1~3 分钟。灸法：艾条灸 5~10 分钟。

足窍阴穴

【精准定位】在足趾，第 4 趾末节外侧，趾甲根角侧后方 0.1 寸（指寸）。

【功能及主治】清热解郁，通经活络。偏头痛，耳鸣，耳聋，胸胁痛，多梦。

【自我保健】指压按摩：用拇指指腹按揉足窍阴，每次 1~3 分钟。灸法：艾条灸 5~10 分钟。

足厥阴肝经

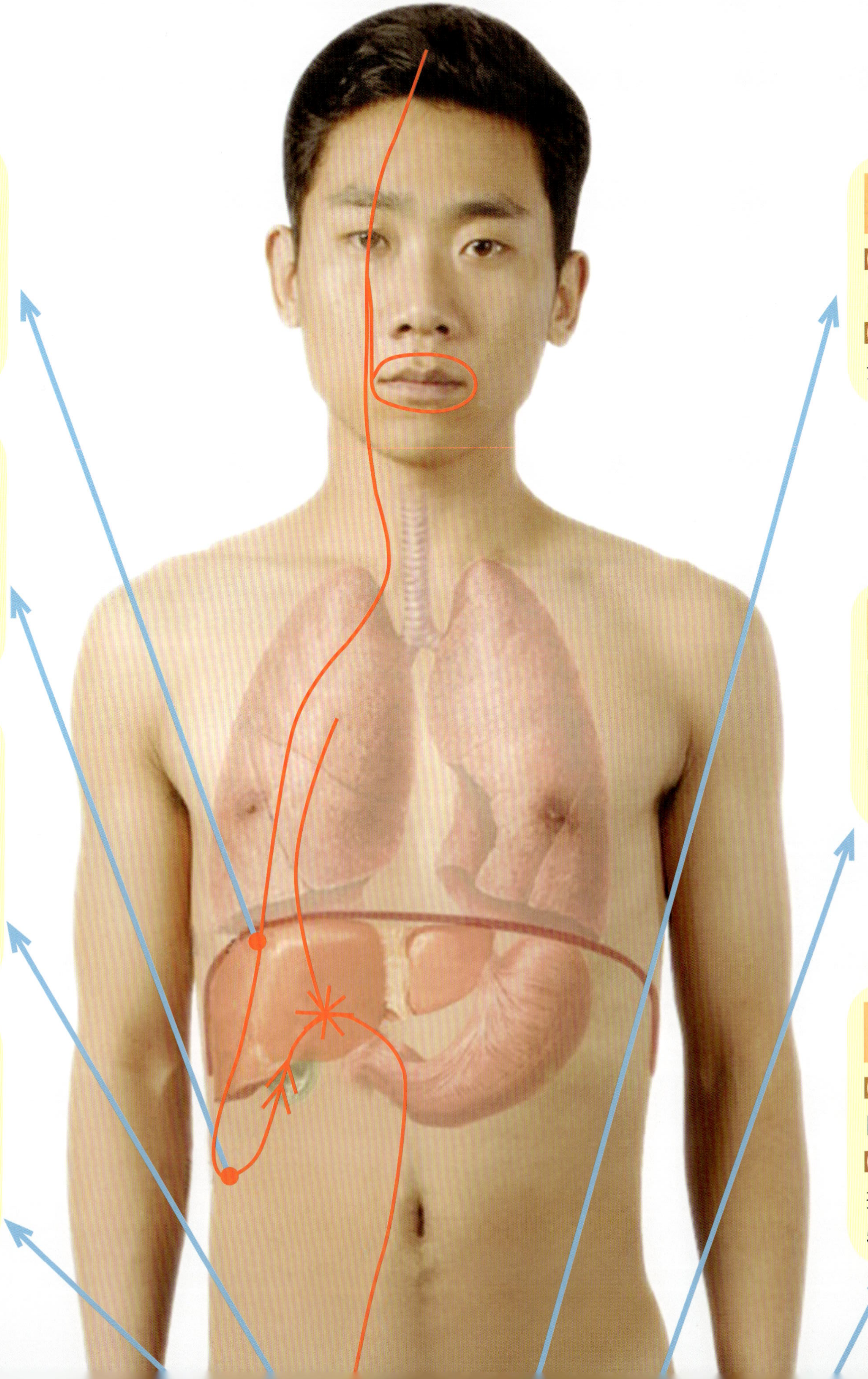

期门穴

【精准定位】在胸部，第 6 肋间隙，前正中线旁开 4 寸。

【功能及主治】平肝潜阳，疏肝健脾。胸胁痛，咳嗽气喘，呕吐呃逆，情志抑郁。

【自我保健】指压按摩：用拇指指腹按揉期门，每次 3~5 分钟。灸法：艾条灸 10~20 分钟。

章门穴

【精准定位】在侧腹部，第 11 肋游离端的下际。

【功能及主治】疏肝健脾，降逆平喘。大便秘结，四肢倦怠，胸胁痛，呕吐，腹泻。

【自我保健】指压按摩：用拇指指腹按揉章门，以侧腹部有酸胀感为宜。灸法：艾条温和灸 10~20 分钟。

急脉穴

【精准定位】在腹股沟区，横平耻骨联合上缘，前正中线旁开 2.5 寸处。

【功能及主治】疏肝胆，理下焦。少腹痛，疝气，阴茎痛。

【自我保健】指压按摩：用拇指指腹按揉急脉，每次 3~5 分钟。灸法：艾条灸 5~10 分钟。

阴廉穴

【精准定位】在股前区，气冲直下 2 寸。

【功能及主治】调经止带，通经活络。月经不调，赤白带下，少腹疼痛。

【自我保健】指压按摩：用拇指指腹按揉阴廉，每次 3~5 分钟。灸法：艾条灸 5~10 分钟。

足五里穴

【精准定位】在股前区，气冲直下 3 寸，动脉搏动处。

【功能及主治】疏肝理气，清热利湿。小腹胀痛，睾丸肿痛，四肢倦怠，子宫下垂。

【自我保健】指压按摩：用拇指指腹按揉足五里，每次 3~5 分钟。灸法：艾条灸 5~10 分钟。

阴包穴

【精准定位】在股前区，髌底上 4 寸，股内肌与缝匠肌之间。

【功能及主治】利尿通淋，调经止痛。月经不调，腰骶痛引小腹等。

【自我保健】指压按摩：用拇指指腹按揉阴包，每次 3~5 分钟。灸法：艾条灸 5~10 分钟。

曲泉穴

【精准定位】在膝部，腘横纹内侧端，半腱肌肌腱内缘凹陷中。

【功能及主治】疏肝理气，调经止痛。月经不调，子宫脱垂，阳痿，遗精。

【自我保健】指压按摩：用拇指指腹按曲泉，以局部酸胀扩散至膝关节，并有麻电感向下传导为宜。灸法：艾条灸 5~10 分钟。

膝关穴

【精准定位】在膝部，胫骨内侧髁的下方，阴陵泉后 1 寸。

【功能及主治】祛风除湿，疏利关节。膝关节肿痛，关节炎，痛风。

【自我保健】指压按摩：用拇指和中指拿揉膝关，每次 3~5 分钟。灸法：艾条灸 10~20 分钟。

蠡沟穴

【精准定位】在小腿内侧，内踝尖上 5 寸，胫骨内侧面的中央。

【功能及主治】疏肝理气，调经止带。疝气，遗尿，月经不调，赤白带下，内踝肿痛。

【自我保健】指压按摩：用拇指指腹按揉蠡沟，每次 3~5 分钟。灸法：艾条灸 5~10 分钟。

行间穴

【精准定位】在足背，第 1、2 趾间，趾蹼缘后方赤白肉际处。

【功能及主治】平肝潜阳，泄热安神，凉血止血。头痛，遗精，阳痿，外阴瘙痒。痛经，闭经。

【自我保健】指压按摩：用指甲掐按行间，以局部酸胀为宜。灸法：艾条灸 5~10 分钟。

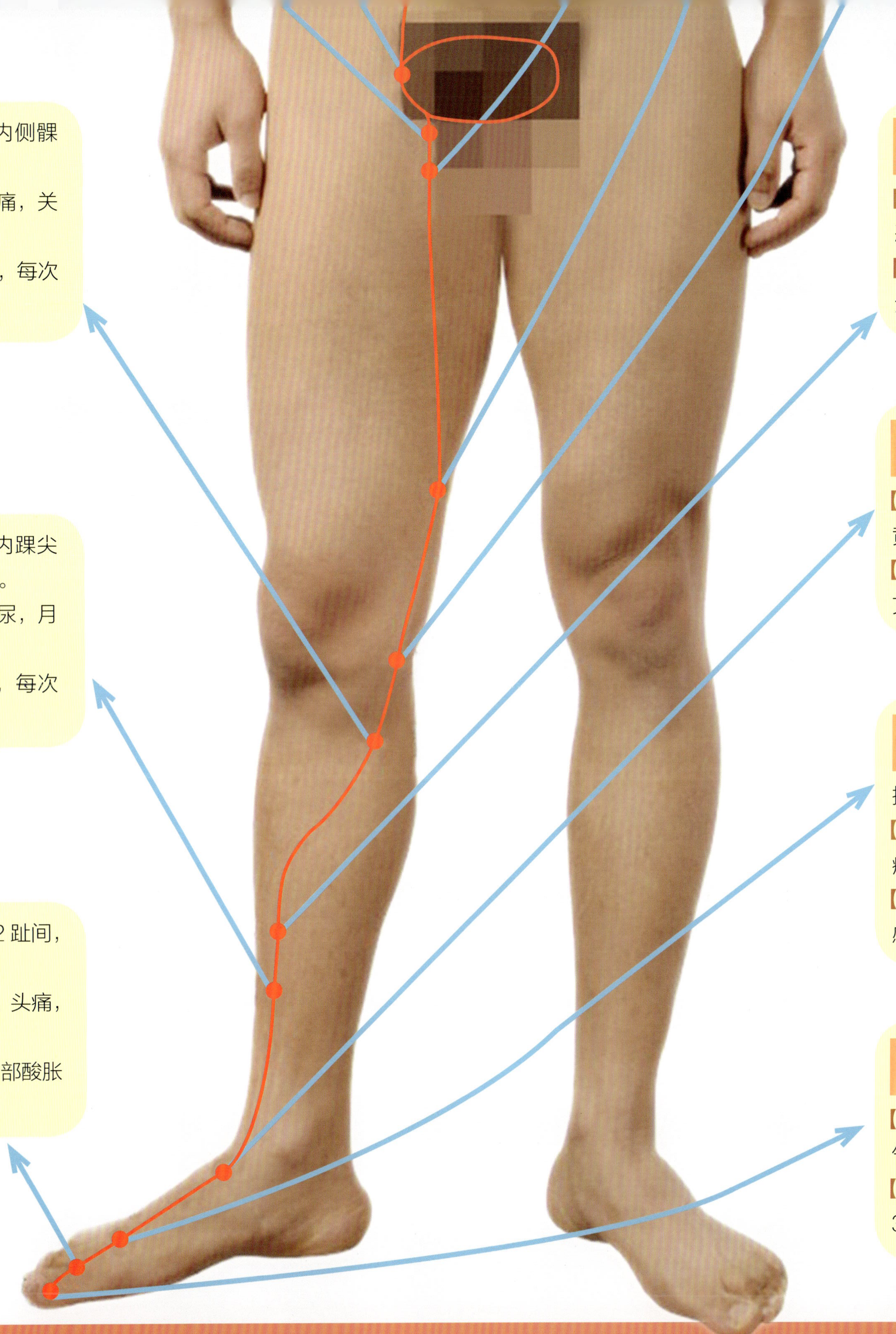

中都穴

【精准定位】在小腿内侧，内踝尖上 7 寸，胫骨内侧面的中央。

【功能及主治】疏肝理气，调经止血。腹胀，疝气，遗精，崩漏，恶露不尽。

【自我保健】指压按摩：用拇指指腹按揉中都，每次 3~5 分钟。灸法：艾条灸 5~10 分钟。

中封穴

【精准定位】在踝区，内踝前，胫骨前肌腱与拇长伸肌腱之间的凹陷处。

【功能及主治】清肝胆热，通利下焦，舒筋活络。胸腹胀满，黄疸，内踝肿痛。

【自我保健】指压按摩：直刺 0.5~0.8 寸，局部酸胀。灸法：艾条灸 5~10 分钟。

太冲穴

【精准定位】在足背，当第 1、2 跖骨间，跖骨底结合部前方凹陷中，或触及动脉搏动处。

【功能及主治】平肝息风，疏肝养血。眩晕，痛经，失眠，癫痫，腰背疼痛。

【自我保健】指压按摩：用拇指指腹按揉太冲，以局部酸胀感向足底放射为宜。灸法：艾条灸 10~20 分钟。

大敦穴

【精准定位】在足趾，大趾末节外侧，趾甲根角侧后方 0.1 寸（指寸）。

【功能及主治】回阳救逆，调经止淋。经闭，月经过多，疝气，遗尿。

【自我保健】指压按摩：经常用拇指指腹按揉大敦，每次 3~5 分钟。灸法：艾条灸 5~10 分钟。

任脉

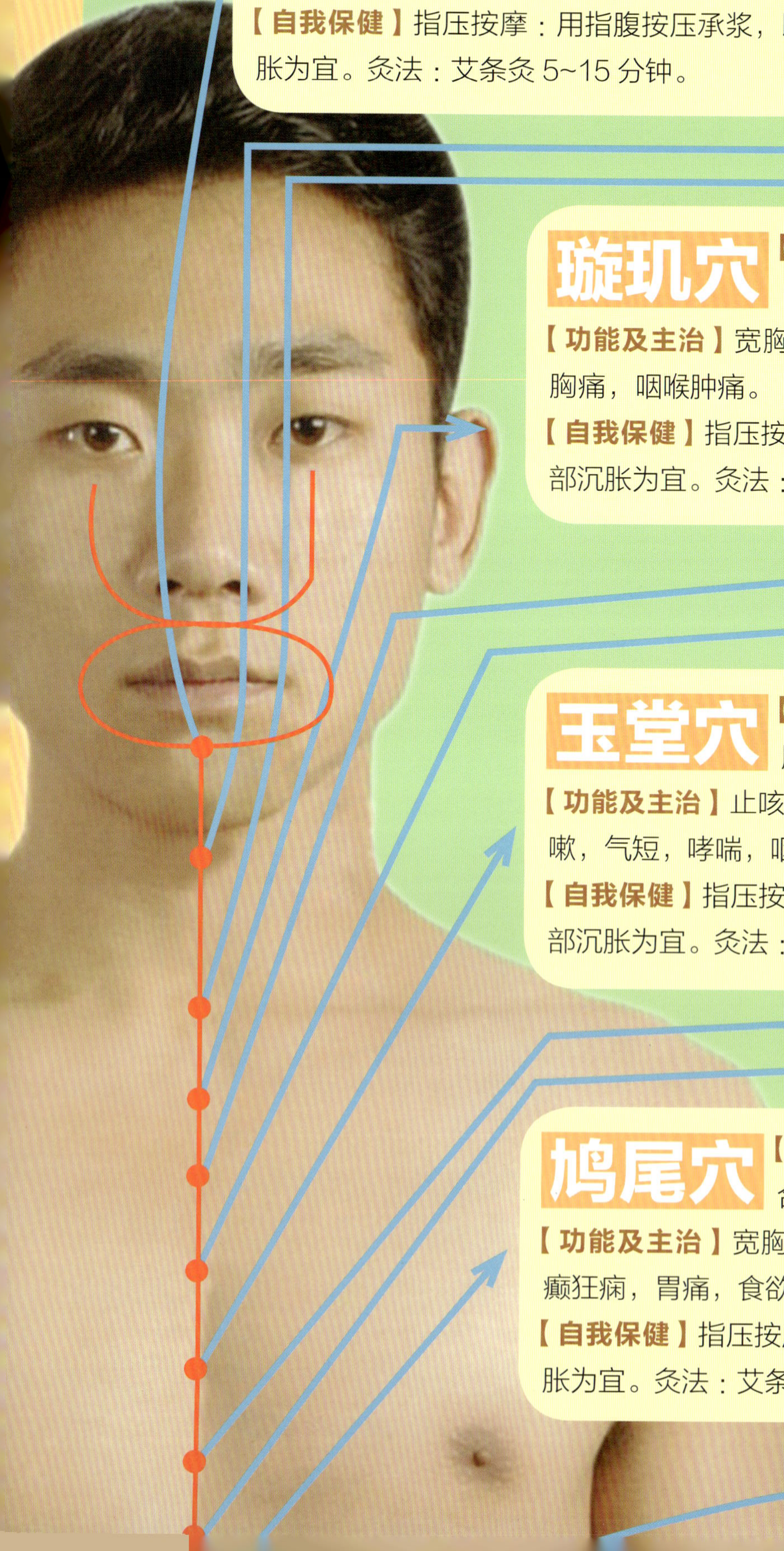

承浆穴【精准定位】在面部，颏唇沟的正中凹陷处。
【功能及主治】祛风通络，镇静消渴。中风昏迷，癫痫，口眼歪斜，牙龈肿痛。
【自我保健】指压按摩：用指腹按压承浆，以局部酸胀为宜。灸法：艾条灸 5~15 分钟。

廉泉穴【精准定位】在颈前区，喉结上方，舌骨上缘凹陷中，前正中线上。
【功能及主治】通利咽喉，增液通窍。舌下肿痛，舌强不语，咳嗽，口舌生疮。
【自我保健】指压按摩：用指腹点压廉泉，以局部酸胀，舌根及咽喉部感觉发紧为宜。灸法：艾条灸 10~20 分钟。

天突穴【精准定位】在颈前区，胸骨上窝中央，前正中线上。
【功能及主治】宣肺平喘，清音止嗽。哮喘，咳嗽，咯吐脓血，咽喉肿痛。
【自我保健】指压按摩：用指腹按压天突，以局部酸胀为宜。灸法：艾条灸 5~15 分钟。

璇玑穴【精准定位】在胸部，胸骨上窝下 1 寸，前正中线上。
【功能及主治】宽胸理气，止咳平喘。咳嗽，气喘，胸痛，咽喉肿痛。
【自我保健】指压按摩：用拇指指腹揉按璇玑，以局部沉胀为宜。灸法：艾条温灸 5~10 分钟。

华盖穴【精准定位】在胸部，横平第 1 肋间隙，前正中线上。
【功能及主治】止咳平喘，利咽止痛。咳嗽，气喘，胸胁支满，胸痛。
【自我保健】指压按摩：用拇指指腹揉按华盖，以局部沉胀为宜。灸法：艾条温灸 5~10 分钟。

紫宫穴【精准定位】在胸部，横平第 2 肋间隙，前正中线上。
【功能及主治】理气平喘，止咳化痰。咳嗽，气喘，胸胁支满，胸痛等。
【自我保健】指压按摩：用拇指指腹揉按紫宫，以局部沉胀为宜。灸法：艾条温灸 5~10 分钟。

玉堂穴【精准定位】在胸部，横平第 3 肋间隙，前正中线上。
【功能及主治】止咳平喘，理气宽胸，活络止痛。咳嗽，气短，哮喘，咽喉肿痛。
【自我保健】指压按摩：用拇指指腹揉按玉堂，以局部沉胀为宜。灸法：艾条温灸 5~10 分钟。

膻中穴【精准定位】在胸部，横平第 4 肋间隙，前正中线上。
【功能及主治】理气宽胸，平喘止咳。胸闷，气喘，心悸，产妇乳少，小儿吐乳。
【自我保健】指压按摩：用拇指指腹揉按膻中，以局部酸胀为宜。灸法：艾条灸 10~20 分钟。

中庭穴【精准定位】在胸部，剑胸结合中点处，前正中线上。
【功能及主治】宽胸理气，降逆止呕。心痛，胸满，呕吐等。
【自我保健】指压按摩：用拇指揉按中庭，以局部酸胀为宜。灸法：艾条温灸 5~10 分钟。

鸠尾穴【精准定位】在上腹部，剑胸结合部下 1 寸，前正中线上。
【功能及主治】宽胸利膈，宁心定志。心悸，心痛，癫狂痫，胃痛，食欲不振。
【自我保健】指压按摩：用拇指点按鸠尾，以局部酸胀为宜。灸法：艾条温灸 10~20 分钟。

巨阙穴【精准定位】在上腹部，脐中上 6 寸，前正中线上。
【功能及主治】化痰宁心，理气和胃。心痛，心烦，健忘，癫狂痫证。
【自我保健】指压按摩：用拇指指腹揉按巨阙，以局部酸胀为宜。灸法：艾条温灸 10~20 分钟。

上脘穴【精准定位】在上腹部，脐中上 5 寸，前正中线上。
【功能及主治】和胃降逆，宽胸宁神。胃脘疼痛，呕吐，呃逆，食欲不振，痢疾。
【自我保健】指压按摩：用拇指指腹揉按上脘，以局部酸胀为宜。灸法：艾条温灸 10~20 分钟。

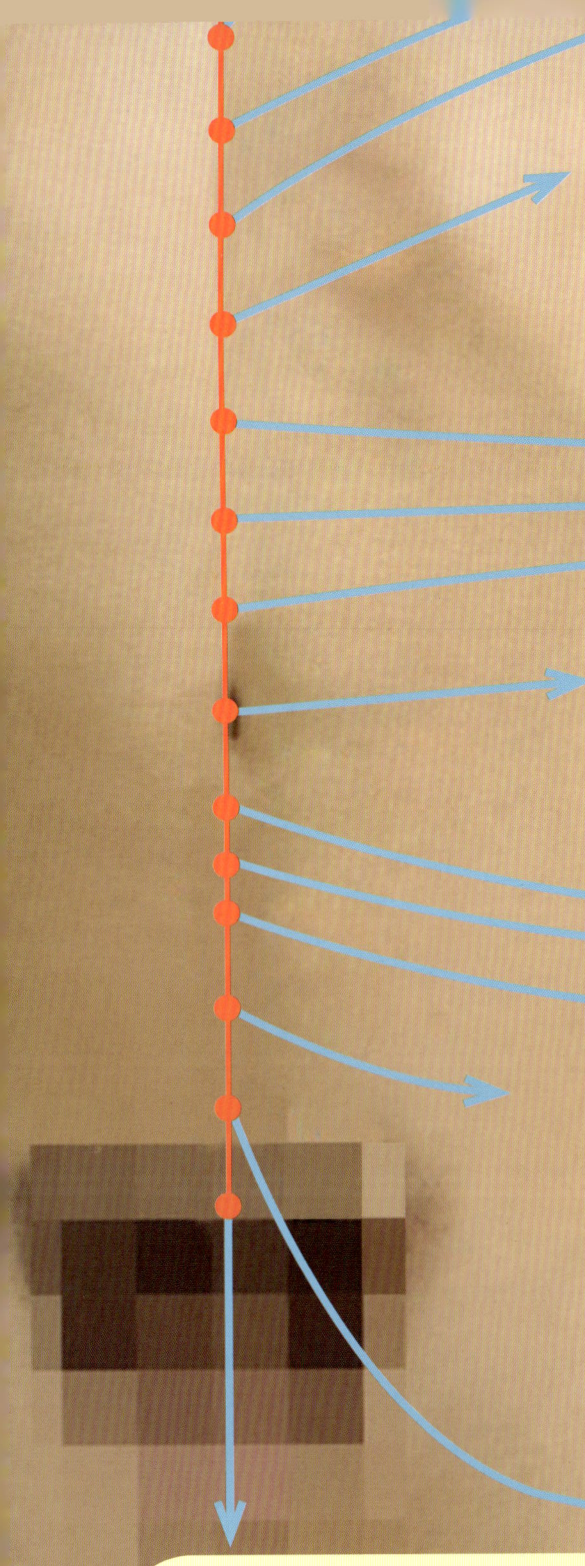

中脘穴

【精准定位】在上腹部，脐中上 4 寸，前正中线上。
【功能及主治】和胃健脾，温中化湿。腹痛腹胀，胃脘痛，急性胃肠炎，顽固性胃炎，呕吐，呃逆，失眠。
【自我保健】指压按摩：用拇指指腹揉按中脘，以局部酸胀为宜。灸法：艾条温灸 10~20 分钟。

建里穴

【精准定位】在上腹部，脐中上 3 寸，前正中线上。
【功能及主治】和胃健脾，降逆利水。胃脘痛，呕吐，食欲不振，水肿。
【自我保健】指压按摩：经常用手掌摩揉建里，每次 3~5 分钟。灸法：艾条温灸 5~15 分钟。

下脘穴

【精准定位】在上腹部，脐中上 2 寸，前正中线上。
【功能及主治】和胃健脾，消积化滞。腹痛，腹胀，呕吐，呃逆，泄泻。
【自我保健】指压按摩：经常用手掌摩揉下脘，每次 3~5 分钟。灸法：艾条温灸 5~15 分钟。

神阙穴

【精准定位】在脐区，脐中央。
【功能及主治】温阳救逆，利水消肿。各种脱证，月经不调，遗精，不孕。
【自我保健】指压按摩：经常用手掌摩揉神阙，每次 3~5 分钟。灸法：艾条温灸 20~30 分钟。

水分穴

【精准定位】在上腹部，脐中上 1 寸，前正中线上。
【功能及主治】利水消肿，健脾和胃。水肿，泄泻，腹胀，肠鸣，反胃，腹痛。
【自我保健】指压按摩：经常用手掌摩揉水分，每次 3~5 分钟。灸法：艾条温灸 15~20 分钟。

阴交穴

【精准定位】在下腹部，脐中下 1 寸，前正中线上。
【功能及主治】利水消肿，调经理血，温补下元。遗精，阳痿，月经不调，腹胀，便秘。
【自我保健】指压按摩：用拇指指腹揉按阴交，以局部酸胀为宜。灸法：艾条温灸 10~20 分钟。

关元穴

【精准定位】在下腹部，脐中下 3 寸，前正中线上。
【功能及主治】培元固脱，温肾壮阳，调经止带。遗精，阳痿，月经不调，子宫肌瘤。
【自我保健】指压按摩：将掌心搓热后敷在关元穴上，每次 1~2 分钟。灸法：艾条灸 10~20 分钟。
【备注】孕妇禁刺灸。

石门穴

【精准定位】在下腹部，当脐中下 2 寸，前正中线上。
【功能及主治】健脾益肾，清利下焦。腹痛，小便不利，遗精，阳痿，白带异常。
【自我保健】指压按摩：对女性来说，石门不宜按压，可用热毛巾热敷。灸法：艾条灸 10~20 分钟。

气海穴

【精准定位】在下腹部，脐中下 1.5 寸，前正中线上。
【功能及主治】补气健脾，调理下焦，培元固本。阳痿，月经不调，痛经，胃下垂，四肢乏力。
【自我保健】指压按摩：用拇指指腹揉按气海，以产生热感为止。灸法：艾条温灸 20~30 分钟。

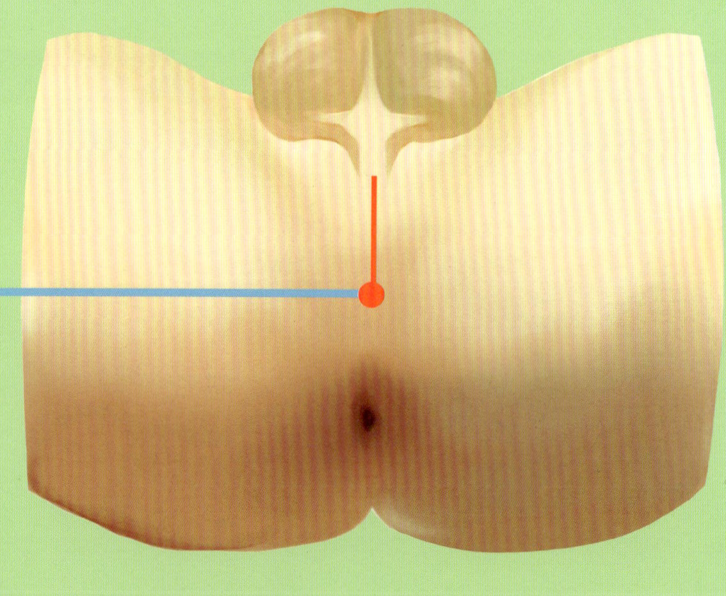

曲骨穴

【精准定位】在下腹部，耻骨联合上缘，前正中线上。
【功能及主治】涩精举阳，补肾利尿，调经止带。遗精，阳痿，月经不调，痛经，遗尿。
【自我保健】指压按摩：用拇指指腹揉按曲骨，以局部酸胀为宜。灸法：艾条温灸 5~15 分钟。

中极穴

【精准定位】在下腹部，脐中下 4 寸，前正中线上。
【功能及主治】清利湿热，益肾调经，通阳化气。阳痿，遗精，月经不调。
【自我保健】指压按摩：用拇指指腹揉按中极，以局部酸胀为宜。灸法：艾条温灸 10~15 分钟。

会阴穴

【精准定位】会阴区，男性在阴囊根部与肛门连线的中点，女性在大阴唇后联合与肛门连线的中点。
【功能及主治】醒神开窍，通利下焦。阴痒，闭经，溺水窒息，产后昏迷不醒，癫狂。
【自我保健】指压按摩：用拇指指腹揉按会阴，以局部胀痛甚至扩散至前、后阴为宜。灸法：艾条灸 5~10 分钟。

督脉（一）

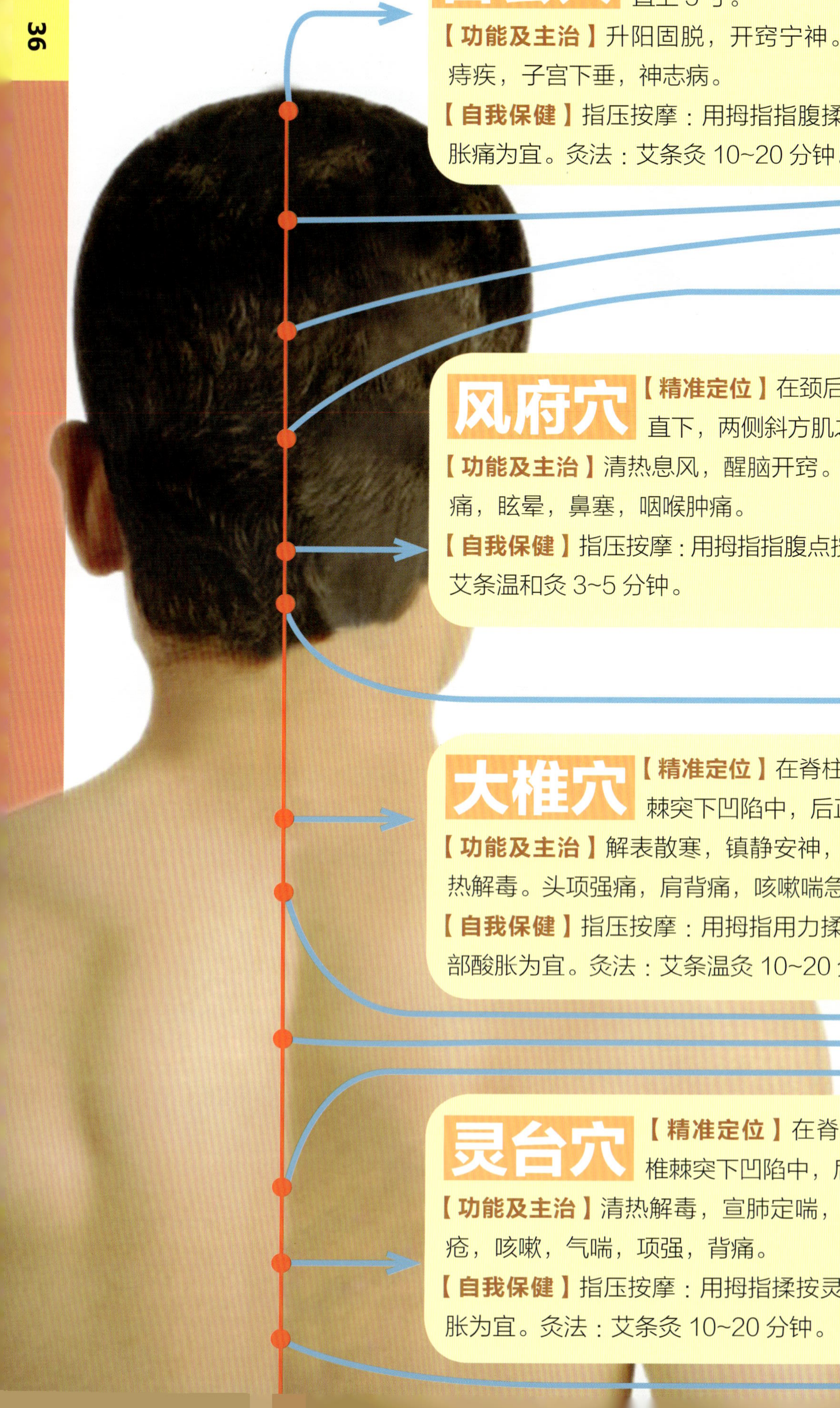

百会穴

【精准定位】在头部，前发际正中直上 5 寸。

【功能及主治】升阳固脱，开窍宁神。眩晕，脱肛，痔疾，子宫下垂，神志病。

【自我保健】指压按摩：用拇指指腹揉百会，以局部胀痛为宜。灸法：艾条灸 10~20 分钟。

风府穴

【精准定位】在颈后区，枕外隆突直下，两侧斜方肌之间凹陷中。

【功能及主治】清热息风，醒脑开窍。感冒，颈项强痛，眩晕，鼻塞，咽喉肿痛。

【自我保健】指压按摩：用拇指指腹点按风府。灸法：艾条温和灸 3~5 分钟。

大椎穴

【精准定位】在脊柱区，第 7 颈椎棘突下凹陷中，后正中线上。

【功能及主治】解表散寒，镇静安神，肃肺调气，清热解毒。头项强痛，肩背痛，咳嗽喘急，小儿惊风。

【自我保健】指压按摩：用拇指用力揉按大椎，以局部酸胀为宜。灸法：艾条温灸 10~20 分钟。

灵台穴

【精准定位】在脊柱区，第 6 胸椎棘突下凹陷中，后正中线上。

【功能及主治】清热解毒，宣肺定喘，舒筋活络。疔疮，咳嗽，气喘，项强，背痛。

【自我保健】指压按摩：用拇指揉按灵台，以局部酸胀为宜。灸法：艾条灸 10~20 分钟。

后顶穴

【精准定位】在头部，后发际正中直上 5.5 寸。

【功能及主治】清热止痛，宁心安神。项强，头痛，眩晕，心烦，失眠。

【自我保健】指压按摩：用拇指指腹揉按后顶。灸法：艾条温灸 5~10 分钟。

脑户穴

【精准定位】在头部，枕外隆凸的上缘凹陷中。

【功能及主治】清头明目，镇痉安神。癫狂，眩晕，头重，头痛，项强等。

【自我保健】指压按摩：用拇指指腹点按脑户。灸法：艾条温灸 5~10 分钟。

哑门穴

【精准定位】在颈后区，第 2 颈椎棘突上际凹陷中，后正中线上。

【功能及主治】开喑通窍，清心宁志。声音嘶哑，舌缓不语，重舌，失语，癫疾。

【自我保健】指压按摩：用拇指指腹点按哑门。灸法：艾条温和灸 3~5 分钟。

神道穴

【精准定位】在脊柱区，第 5 胸椎棘突下凹陷中，后正中线上。

【功能及主治】镇惊安神，理气宽胸。惊悸，心痛，心悸，失眠健忘，癫痫，腰背痛。

【自我保健】指压按摩：用拇指用力揉按神道，以局部酸胀为宜。灸法：艾条温灸 5~10 分钟。

强间穴

【精准定位】在头部，后发际正中直上 4 寸。

【功能及主治】宁心安神，通络止痛。头痛，目眩，口歪，癫痫。

【自我保健】指压按摩：用拇指指腹揉按强间。灸法：艾条温灸 5~10 分钟。

陶道穴

【精准定位】在脊柱区，第 1 胸椎棘突下凹陷中，后正中线上。

【功能及主治】清热解表，安神截疟，舒筋通络。头痛项强，疟疾，脊背酸痛。

【自我保健】指压按摩：用拇指用力揉按陶道，以局部酸胀为宜。灸法：艾条温灸 10~20 分钟。

身柱穴

【精准定位】在脊柱区，第 3 胸椎棘突下凹陷中，后正中线上。

【功能及主治】清热宣肺，醒神定痉，活血通络。咳嗽，气喘，腹泻，腰背疼痛，癫痫。

【自我保健】指压按摩：用拇指用力揉按身柱，以局部酸胀为宜。灸法：艾条温灸 10~20 分钟。

至阳穴

【精准定位】在脊柱区，第 7 胸椎棘突下凹陷中，后正中线上。

【功能及主治】利湿退黄，健脾和胃，止咳平喘。胸胁胀痛，黄疸，腰背疼痛。

【自我保健】指压按摩：用拇指揉按至阳，以局部酸胀为宜。灸法：艾条灸 10~20 分钟。

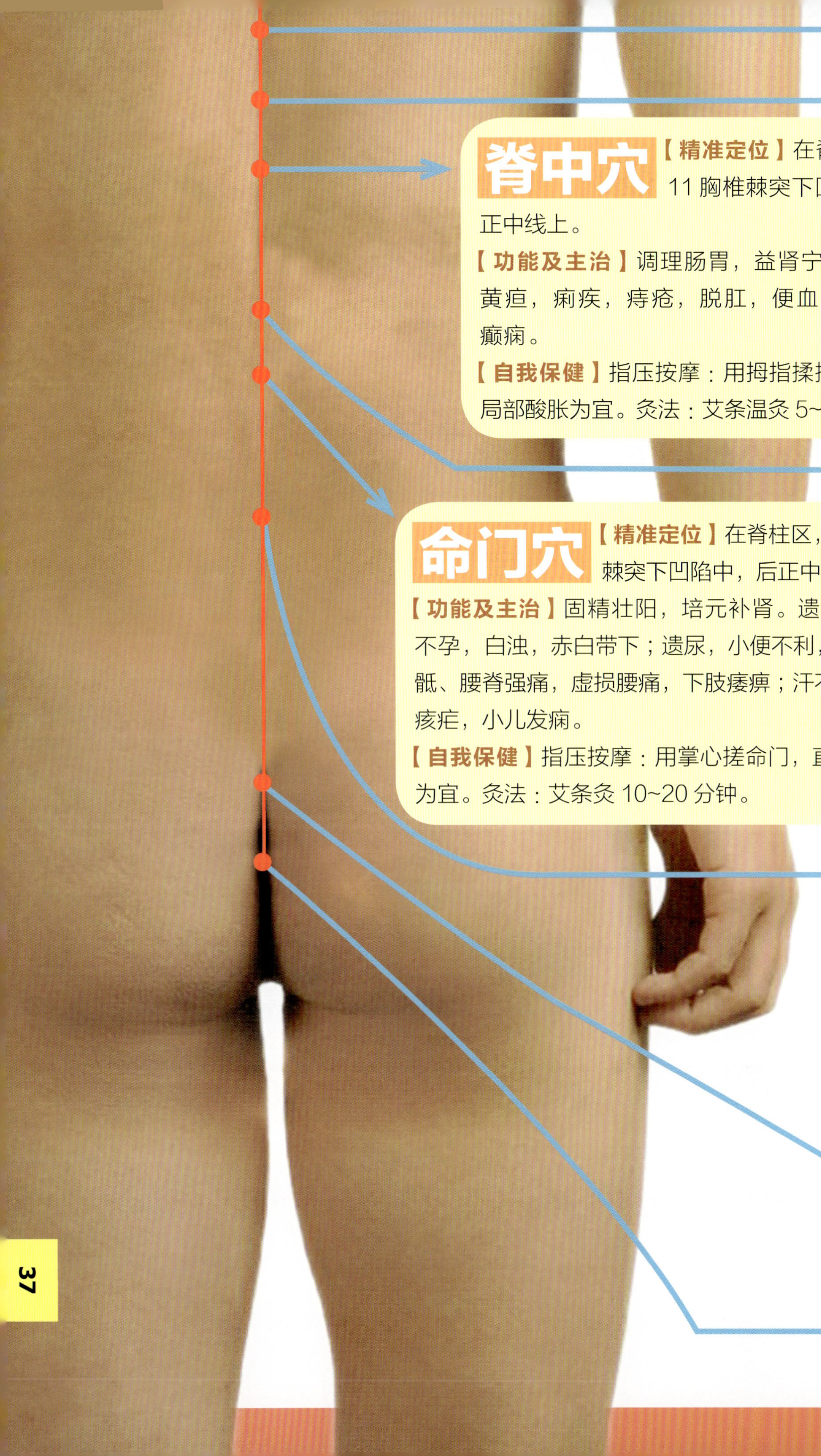

脊中穴

【精准定位】在脊柱区，第11胸椎棘突下凹陷中，后正中线上。

【功能及主治】调理肠胃，益肾宁神。腹泻，黄疸，痢疾，痔疮，脱肛，便血，腰脊痛，癫痫。

【自我保健】指压按摩：用拇指揉按脊中，以局部酸胀为宜。灸法：艾条温灸5~15分钟。

命门穴

【精准定位】在脊柱区，第2腰椎棘突下凹陷中，后正中线上。

【功能及主治】固精壮阳，培元补肾。遗精，阳痿，不孕，白浊，赤白带下；遗尿，小便不利，泄泻；腰骶、腰脊强痛，虚损腰痛，下肢痿痹；汗不出，寒热痎疟，小儿发痫。

【自我保健】指压按摩：用掌心搓命门，直至有热感为宜。灸法：艾条灸10~20分钟。

中枢穴

【精准定位】在脊柱区，第10胸椎棘突下凹陷中，后正中线上。

【功能及主治】强腰补肾，和胃止痛。呕吐，胃痛，食欲不振，腰背痛。

【自我保健】指压按摩：经常敲打中枢，以局部酸胀为宜。灸法：艾条灸5~15分钟。

悬枢穴

【精准定位】在脊柱区，第1腰椎棘突下凹陷中，后正中线上。

【功能及主治】强腰益肾，涩肠固脱。腹痛，腹胀，泄泻，腰背强痛。

【自我保健】指压按摩：用拇指指腹按揉悬枢，以局部酸胀为宜。灸法：艾条温灸5~15分钟。

腰阳关穴

【精准定位】在脊柱区，第4腰椎棘突下凹陷中，后正中线上。

【功能及主治】补益下元，强壮腰肾。腰骶痛，下肢麻木，遗精，阳痿，月经不调。

【自我保健】指压按摩：用拇指指腹按揉腰阳关，以局部酸胀为宜。灸法：艾条温灸10~20分钟。

腰俞穴

【精准定位】在骶区，正对骶管裂孔，后正中线上。

【功能及主治】补肾调经，强健筋骨。泄泻，便秘，便血，痔疮。

【自我保健】指压按摩：用中指指腹按揉腰俞，以局部酸胀为宜。灸法：艾条灸5~10分钟。

筋缩穴

【精准定位】在脊柱区，第9胸椎棘突下凹陷中，后正中线上。

【功能及主治】舒筋壮阳，醒脑安神。胃痛，癫痫，惊痫。

【自我保健】指压按摩：用拇指揉按筋缩，以局部酸胀为宜。灸法：温和灸10~15分钟。

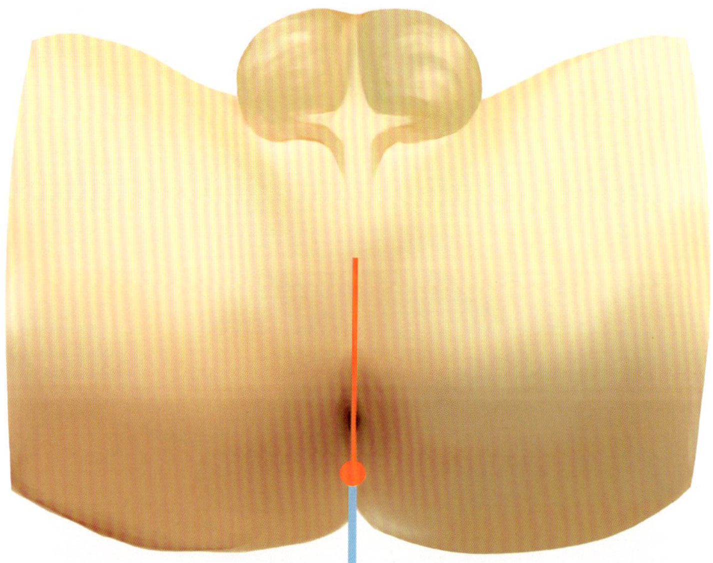

长强穴

【精准定位】在会阴区，尾骨下方，尾骨端与肛门连线的中点处。

【功能及主治】育阴潜阳，益气固脱。泄泻，便秘，便血，痔疾，脱肛。

【自我保健】指压按摩：用掌心搓长强，以局部酸胀扩散至肛门为宜。灸法：本穴一般不灸。

督脉（二）

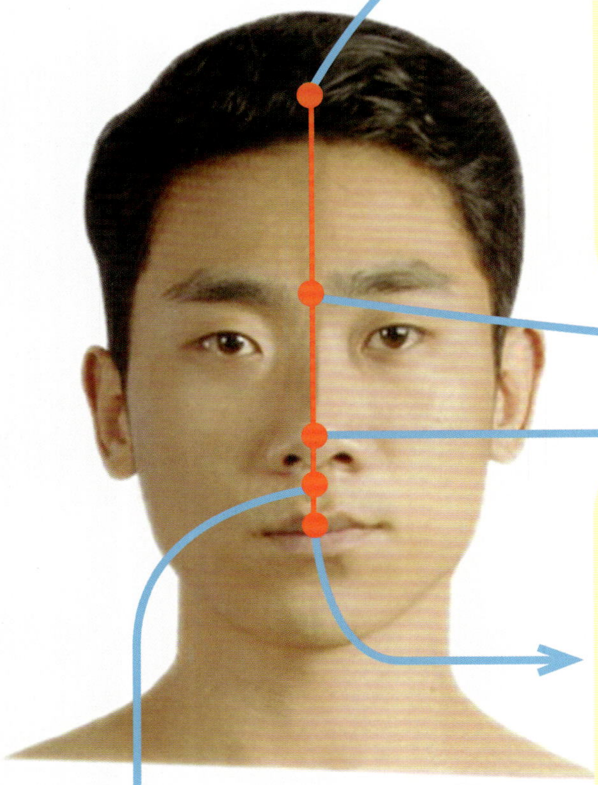

神庭穴【精准定位】在头部，前发际正中直上0.5寸。
【功能及主治】潜阳安神，醒脑息风。失眠，头晕，目眩，鼻塞，流泪，目赤肿痛。
【自我保健】指压按摩：用拇指指腹按揉神庭，以局部胀痛为宜。灸法：艾条温灸5~10分钟。

印堂穴【精准定位】在头部，两眉毛内侧端中间的凹陷中。
【功能及主治】镇惊安神，活络疏风。失眠，健忘，癫痫，头痛，眩晕，目赤肿痛，三叉神经痛。
【自我保健】指压按摩：用食指指腹点按印堂，每次50~100下。灸法：艾条灸5~10分钟。

兑端穴【精准定位】在面部，上唇结节的中点。
【功能及主治】开窍醒神，散风泄热。为急救穴之一。牙龈肿痛，鼻塞，昏迷。
【自我保健】指压按摩：用食指指腹点按兑端，每次1~3分钟。灸法：艾条灸3~5分钟。

素髎穴【精准定位】在面部，鼻尖的正中央。
【功能及主治】通利鼻窍，开窍醒神。惊厥，鼻塞，流鼻血，鼻流清涕。
【自我保健】指压按摩：用拇指指腹按揉素髎，每次1~3分钟。

水沟穴【精准定位】在面部，人中沟的上1/3与中1/3交点处。
【功能及主治】醒脑开窍，通经活络。晕厥，中暑，黄疸，闪挫腰痛。
【自我保健】指压按摩：用拇指指腹按揉水沟，每次1~3分钟。灸法：艾条温灸5~10分钟。

囟会穴【精准定位】在头部，前发际正中直上2寸。
【功能及主治】醒脑开窍，清头散风。头痛，目眩，面红目赤，流鼻涕。
【自我保健】指压按摩：经常用拇指指腹按揉囟会。灸法：艾条灸5~10分钟。

前顶穴【精准定位】在头部，前发际正中直上3.5寸。
【功能及主治】清热通窍，健脑安神。癫痫，小儿惊风，头痛，头晕。
【自我保健】指压按摩：用拇指指腹揉前顶，以局部沉胀为宜。灸法：艾条温灸5~10分钟。

上星穴【精准定位】在头部，前发际正中直上1寸。
【功能及主治】散风清热，宁心通窍。头痛，眩晕，目赤肿痛，鼻出血。
【自我保健】指压按摩：用拇指指腹垂直向下按压上星，以局部胀痛为宜。灸法：艾条温灸5~10分钟。

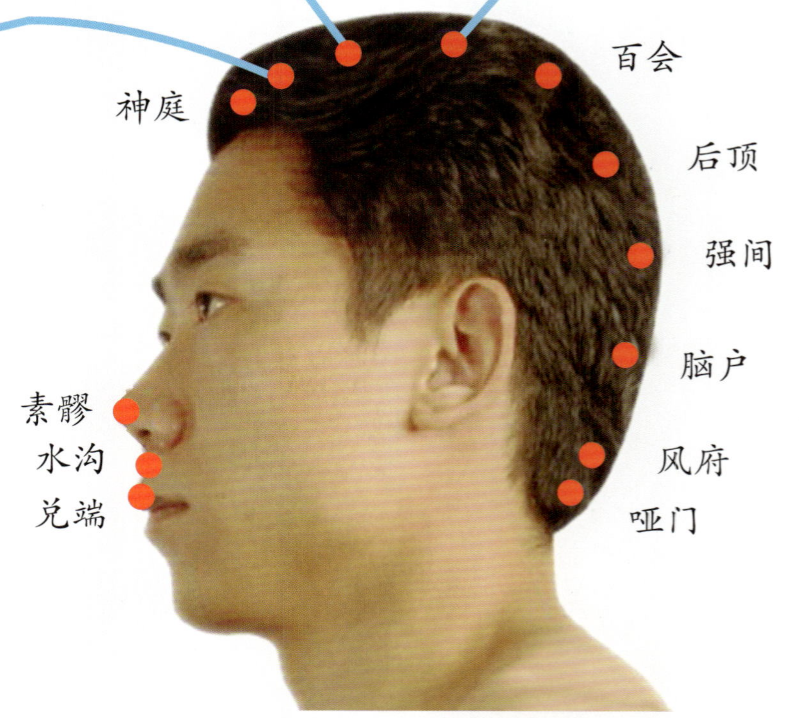

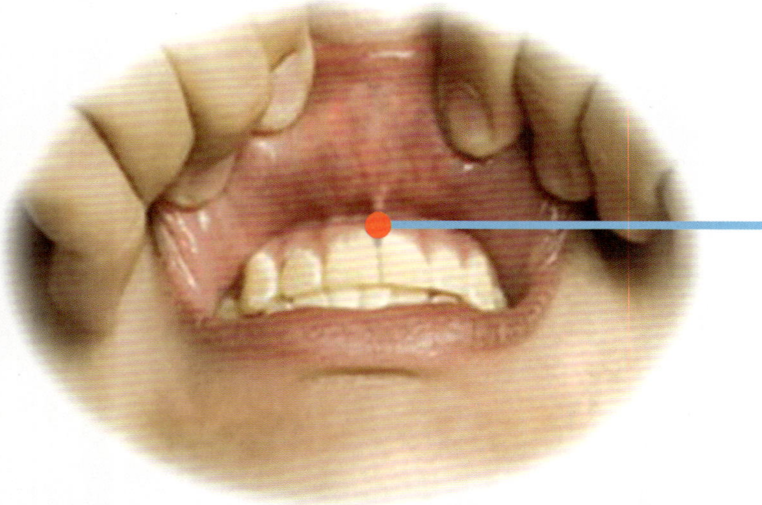

龈交穴【精准定位】在上唇内，上唇系带与上牙龈的交点。
【功能及主治】活血清热，安神定志，舒筋止痛。口臭，牙龈肿痛，癫狂，腰扭伤，颈项强。
【自我保健】指压按摩：用舌头向上唇内侧顶，就可以刺激到龈交。

儿童特效穴位

（正面穴位一）

百会穴（囟门）

【精准定位】头顶正中线与两耳尖连线的交点。

【功能及主治】镇静安神，升阳举陷。头痛、惊风、鼻塞等清阳不升的病症；神昏烦躁、痴呆等精神情志病症。

【手法操作】用拇指指端按揉，称为“揉百会”。

天门

【精准定位】两眉中点至前发际成一直线。

【功能及主治】疏风解表，开窍醒脑，镇静安神。感冒发热、头痛等外感表证；精神萎靡不振、烦躁不安等精神情志疾病。

【手法操作】两拇指自下而上交替直推，称为“开天门”，又称“推攒竹”。

阳白穴

【精准定位】目正视，瞳孔直上，眉上1寸。

【功能及主治】明目。前头痛；目赤肿痛、视物模糊、眼睑跳动等眼部病症。

【手法操作】用拇指或中指指腹点揉。

鱼腰穴

【精准定位】在额部，瞳孔直上，眉毛正中。

【功能及主治】祛邪明目，止眉棱骨疼痛。眉棱骨痛；眼睑跳动、眼睑下垂、目赤肿痛、视物模糊等眼部病症。

【手法操作】用拇指或中指指腹点揉。

坎宫

【精准定位】眉心至眉梢成一横线。

【功能及主治】疏风散，醒脑明目，止头痛。发热、头痛等外感表证；目赤肿痛。

【手法操作】两拇指自眉心向两侧眉梢分推，称为“推坎宫”，又称“分头阴阳”。

瞳子髎穴

【精准定位】目外眦外侧约0.5寸，眶骨外缘凹陷中。

【功能及主治】疏通气血，祛风明目。头痛；目赤肿痛，羞明流泪、白内障、视物模糊等目疾。

【手法操作】用拇指或中指指腹点揉。

太阳穴

【精准定位】眉梢与外眼角中点，向后约1横指凹陷处。

【功能及主治】疏风散表，清热明目，止头痛。发热、头痛等外感表证；目赤肿痛。

【手法操作】用中指或拇指指端揉或运，称为“揉太阳”或“运太阳”。向眼角方向为补，向耳方向为泻。

睛明穴

【精准定位】目内眦角内上方凹陷处。

【功能及主治】明目，疏风散邪，通鼻窍。目赤肿痛、视物模糊、流泪、目眩、近视、花眼、色盲、夜盲等眼部病症；急性腰扭伤，心动过速。

【手法操作】用拇指或中指指腹点揉。

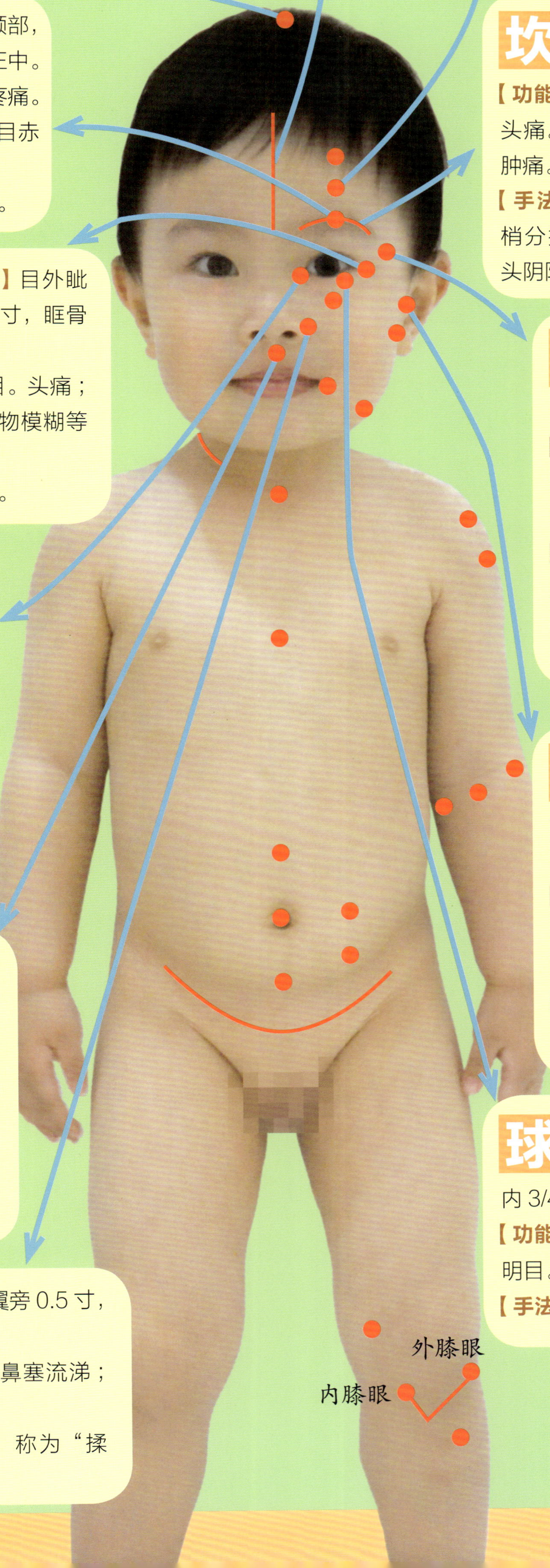

听会穴

【精准定位】耳屏间切迹前，下颌骨髁状突后缘，张口凹陷处。

【功能及主治】益聪，祛风除痹。耳鸣、耳聋、聤耳等耳疾；齿痛、口眼歪斜等局部病症。

【手法操作】用拇指或中指指腹点揉。

人中穴

【精准定位】人中沟上1/3与中1/3交界处。

【功能及主治】醒脑开窍。主要用于急救。对于治疗小儿惊厥、抽搐、昏迷、不省人事等有特效。

【手法操作】用拇指指甲掐，称为“掐人中”。

球后穴

【精准定位】在面部，目眶下缘外1/4与内3/4交界处。

【功能及主治】祛风散邪，止眶下缘痛，明目。一切目疾。

【手法操作】用拇指或中指指腹点揉。

迎香穴

【精准定位】鼻翼旁0.5寸，鼻唇沟中。

【功能及主治】宣肺气，通鼻窍。鼻塞流涕；口眼歪斜。

【手法操作】用食指或中指按揉，称为“揉迎香”。

儿童特效穴位

（正面穴位二）

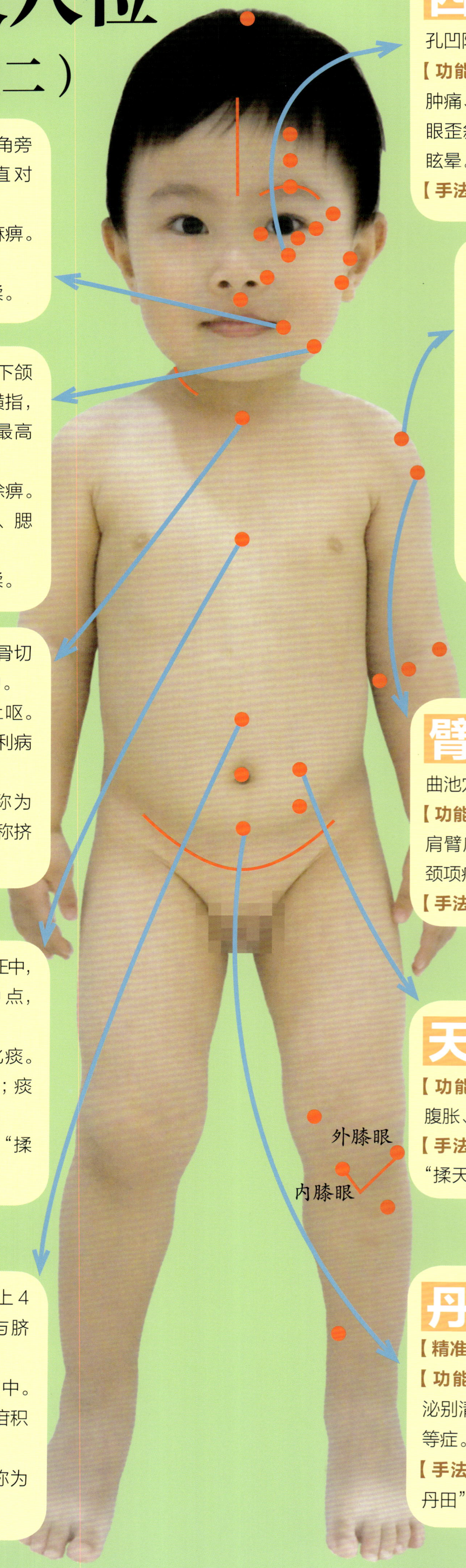

地仓穴

【精准定位】口角旁约 0.4 寸，上直对瞳孔。

【功能及主治】止口水，化痰祛风麻痹。口角歪斜、流涎等面部局部病症。

【手法操作】用拇指或中指指腹点揉。

颊车穴

【精准定位】在下颌角前上方约 1 横指，按之凹陷处，当咀嚼时咬肌隆起最高点处。

【功能及主治】止口水，化痰祛风除痹。齿痛、牙关不利、颊肿、口角歪斜、腮腺炎等局部病症。

【手法操作】用拇指或中指指腹点揉。

天突穴

【精准定位】胸骨切迹上缘凹陷正中。

【功能及主治】理气化痰，降逆止呕。咳喘胸闷、恶心呕吐等胸部气机不利病症；咽痛。

【手法操作】用中指指端按揉，称为“按揉天突”，用双手拇指、食指对称挤捏，称为“挤捏天突”。

膻中穴

【精准定位】胸骨正中，两乳头连线中点，约平第 4 肋间隙。

【功能及主治】宽胸理气，止咳化痰。胸闷、呕吐、呃逆等气机不利病症；痰鸣，哮喘，咳嗽。

【手法操作】用中指端按揉，称为“揉膻中”。

中脘穴

【精准定位】脐上 4 寸，位于剑突与脐连线的中点。

【功能及主治】健脾和胃，消食和中。腹胀、腹痛、呕吐、泄泻、厌食、疳积等脾胃病症。

【手法操作】用指端或掌根按揉，称为“揉中脘”。

四白穴

【精准定位】目正视，瞳孔直下，目眶下孔凹陷处。

【功能及主治】祛风散邪，明目。目赤肿痛、眼睑跳动、视物模糊等目疾；口眼歪斜、面肌痉挛等面部病症；头痛、眩晕。

【手法操作】用拇指或中指指腹点揉。

肩髃穴

【精准定位】肩峰端下缘，当肩峰与肱骨大结节之间，三角肌上部中央。臂外展或平举时，肩部出现两个凹陷，当肩峰前下方凹陷处。

【功能及主治】舒经活络，止局部疼痛。肩关节活动不利、肩臂挛痛、上肢麻木不遂等肩、上肢病症；瘾疹、荨麻疹。

【手法操作】拇指点揉。

臂臑穴

【精准定位】在曲池与肩髃穴连线上，曲池穴上 7 寸，三角肌止点处。

【功能及主治】舒经活络，止局部疼痛。肩臂麻木疼痛不遂、颈项拘挛等肩臂、颈项病症；瘰疬；目疾。

【手法操作】拇指点揉或弹拨。

天枢穴

【精准定位】肚脐旁开 2 寸。

【功能及主治】理气导滞，调理大肠。腹胀、腹痛、泄泻、便秘等症。

【手法操作】用食指、中指按揉，称为“揉天枢”。

丹田（关元穴）

【精准定位】脐下 2.5 寸。

【功能及主治】温肾固元，温补下元，泌别清浊。腹泻、脱肛、遗尿、尿潴留等症。

【手法操作】用全掌揉或摩，称为“揉丹田”或“摩丹田”。

儿童特效穴位

（正面穴位三）

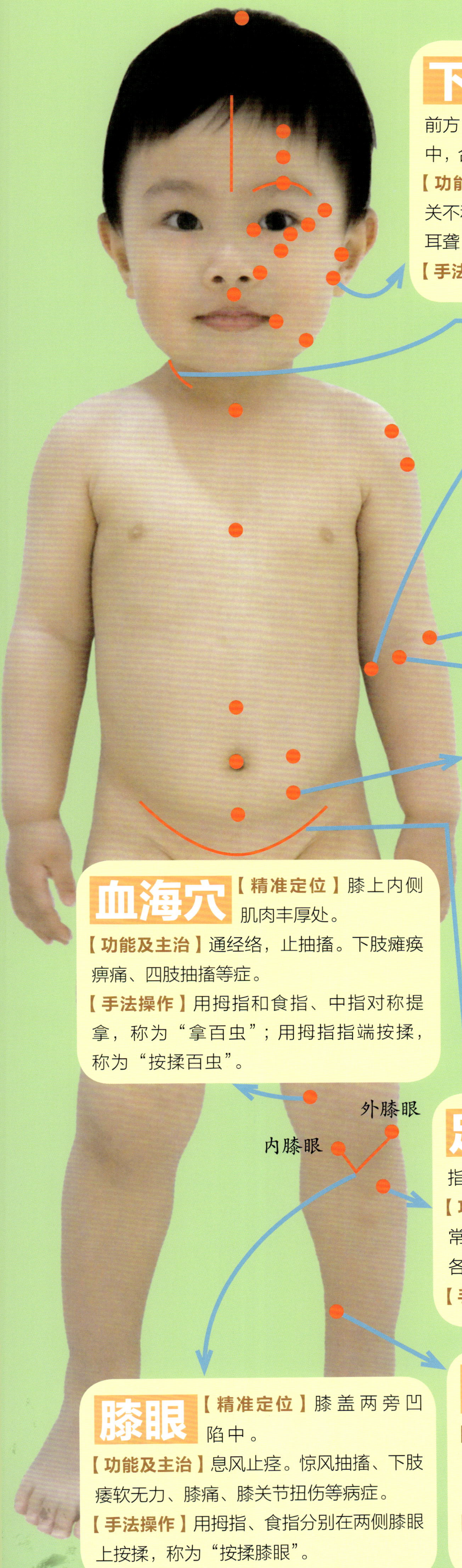

下关穴【精准定位】在耳屏前，下颌骨髁状突前方，当颧弓与下颌切迹所形成的凹陷中，合口有孔，张口即闭，宜闭口取穴。

【功能及主治】祛风，化痰，除痹。牙关不利、齿痛、口眼歪斜等面、口病症；耳聋、耳鸣、聤耳等耳疾。

【手法操作】用中指指腹点揉。

桥弓穴【精准定位】颈部两侧，沿胸锁乳突肌成一线。

【功能及主治】舒筋活血，解痉止痛。小儿肌性斜颈、项强等症。

【手法操作】用拇指或食指、中指、无名指提拿，或用拇指抹。

少海穴【精准定位】屈肘，当肘横纹内侧端与肱骨内上髁连线的中点。

【功能及主治】安神定惊，舒经活络，清心热。心痛、癔病等心病、神志病症；肘臂挛痛，臂麻手抖；头项强痛、腋胁痛；瘰疬。

【手法操作】拇指点揉或用拨法。

曲池穴【精准定位】屈肘成直角，在肘横纹外侧端与肱骨外上髁连线的中点。

【功能及主治】清热，止痉，止热痛，祛风。手臂痹痛、上肢不遂等上肢病症；热病；高血压；癫狂；腹痛、吐泻等肠胃病症；咽喉肿痛、齿痛、目赤肿痛等五官热性病症；瘾疹、湿疹、瘰疬等皮、外科病症。

【手法操作】拇指点揉或用拨法。

肚角穴【精准定位】脐下2寸，石门旁开2寸大筋处。

【功能及主治】止腹痛。腹痛（特别是治疗寒痛、伤食痛，效果尤佳）、腹泻、便秘等症。

【手法操作】用拇指、食指、中指，由脐向两旁深处拿捏，一拿一松为一次，称为“拿肚角”。

尺泽穴【精准定位】在肘横纹中，肱二头肌腱外侧凹陷处。

【功能及主治】清肺热，止肘臂痹痛，祛暑止痉。咳嗽、气喘、咳血、咽喉肿痛等肺系实热病症；肘臂挛痛；急性吐泻、中暑、小儿惊风等急症。

【手法操作】拇指点揉或用拨法。

血海穴【精准定位】膝上内侧肌肉丰厚处。

【功能及主治】通经络，止抽搐。下肢瘫痪痹痛、四肢抽搐等症。

【手法操作】用拇指和食指、中指对称提拿，称为“拿百虫”；用拇指指端按揉，称为“按揉百虫”。

腹【精准定位】位于整个腹部。

【功能及主治】分推腹阴阳，能消食、理气、降气；顺时针摩腹，有降胃气的作用；逆时针摩腹，有升提脾气的作用。腹胀、腹痛、呕吐、泄泻、疳积、便秘等症。

【手法操作】自剑突下到脐，用两拇指从中间向两旁分推，称为“分推腹阴阳”；用掌或四指围脐周摩，称为“摩腹”。顺时针为泻，逆时针为补。

足三里穴【精准定位】外侧膝眼下3寸，胫骨外侧约1横指处。

【功能及主治】健脾和胃，调中理气；小儿保健常用穴。呕吐、泄泻、腹胀、腹痛等消化道疾患；各种慢性病。

【手法操作】用拇指按揉，称为“按揉足三里”。

膝眼【精准定位】膝盖两旁凹陷中。

【功能及主治】息风止痉。惊风抽搐、下肢痿软无力、膝痛、膝关节扭伤等病症。

【手法操作】用拇指、食指分别在两侧膝眼上按揉，称为“按揉膝眼”。

三阴交穴【精准定位】内踝尖直上3寸处。

【功能及主治】通血脉，活经络，疏通下焦，清利湿热。遗尿、癃闭、小便短赤涩痛等泌尿系统病症；消化不良、腹胀等脾胃病症。

【手法操作】用拇指或中指指端按揉，称为“按揉三阴交”。

儿童特效穴位

（背面穴位一）

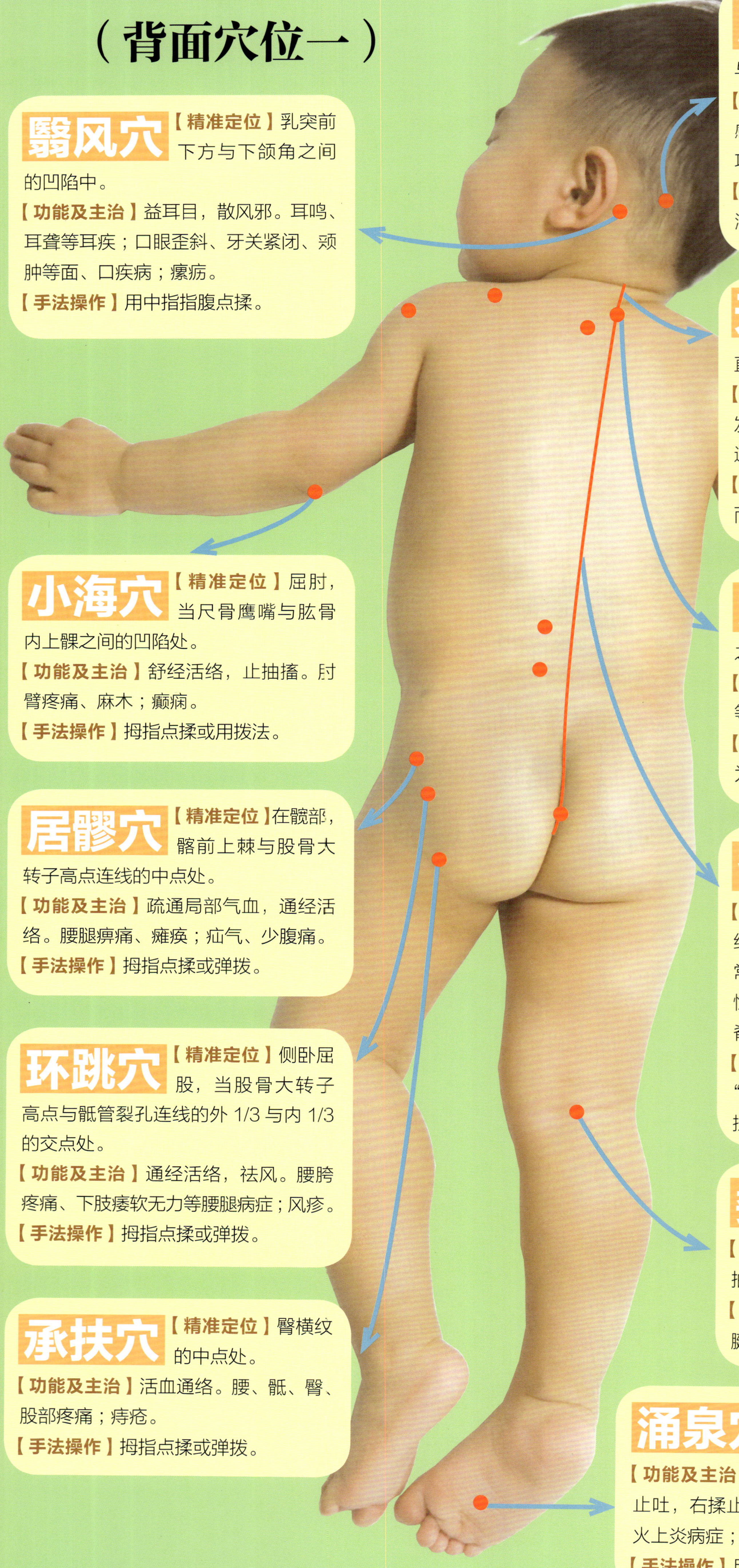

翳风穴 【精准定位】乳突前下方与下颌角之间的凹陷中。

【功能及主治】益耳目，散风邪。耳鸣、耳聋等耳疾；口眼歪斜、牙关紧闭、颈肿等面、口疾病；瘰疬。

【手法操作】用中指指腹点揉。

小海穴 【精准定位】屈肘，当尺骨鹰嘴与肱骨内上髁之间的凹陷处。

【功能及主治】舒经活络，止抽搐。肘臂疼痛、麻木；癫痫。

【手法操作】拇指点揉或用拨法。

居髎穴 【精准定位】在髋部，髂前上棘与股骨大转子高点连线的中点处。

【功能及主治】疏通局部气血，通经活络。腰腿痹痛、瘫痪；疝气、少腹痛。

【手法操作】拇指点揉或弹拨。

环跳穴 【精准定位】侧卧屈股，当股骨大转子高点与骶管裂孔连线的外 1/3 与内 1/3 的交点处。

【功能及主治】通经活络，祛风。腰胯疼痛、下肢痿软无力等腰腿病症；风疹。

【手法操作】拇指点揉或弹拨。

承扶穴 【精准定位】臀横纹的中点处。

【功能及主治】活血通络。腰、骶、臀、股部疼痛；痔疮。

【手法操作】拇指点揉或弹拨。

风池穴 【精准定位】颈后枕骨下，胸锁乳突肌与斜方肌三角凹陷中。

【功能及主治】发汗解表，祛风散寒。感冒、发热、头痛等外感风寒表证；颈项强痛等局部病症。

【手法操作】用拇指、食指按揉或用拿法，称为“按揉风池”或“拿揉风池”。

天柱骨 【精准定位】颈后发际正中至大椎穴成一直线。

【功能及主治】降逆止呕，祛风散寒。发热、感冒等外感风寒表证；呕吐、呃逆等胃气上逆病症。

【手法操作】用拇指或食指、中指，自上而下直推，称为“推天柱骨”。

大椎穴 【精准定位】第 7 颈椎与第 1 胸椎棘突之间。

【功能及主治】清热解表。发热、咳嗽等外感症状；项强等颈项部病症。

【手法操作】用拇指或中指指端揉，称为“揉大椎”。

脊柱 【精准定位】大椎至长强成一直线。

【功能及主治】和阴阳，理气血，通经络，调脏腑，补元气；捏脊是小儿保健常用手法，具有强身健体的功能。发热、惊风、癫痫、疳积、腹泻等全身症状；脊柱侧弯等脊柱病变。

【手法操作】自下而上用捏法，称为“捏脊”，捏三下提一下脊背，称为“三捏一提法”。

委中穴 【精准定位】腘窝正中央，两大筋之间。

【功能及主治】止抽搐，通经络。四肢抽搐、下肢痿软无力等经络不通病症。

【手法操作】用拇指、食指拿腘窝中筋腱，称为“拿委中”。

涌泉穴 【精准定位】足掌心前 1/3 凹陷处。

【功能及主治】引火归元，退虚热，止吐泻。左揉止吐，右揉止泻。五心烦热、夜啼、烦躁不安等虚火上炎病症；发热、呕吐等实热病症。

【手法操作】用拇指指端按揉，称为“揉涌泉”。

儿童特效穴位

（背面穴位二）

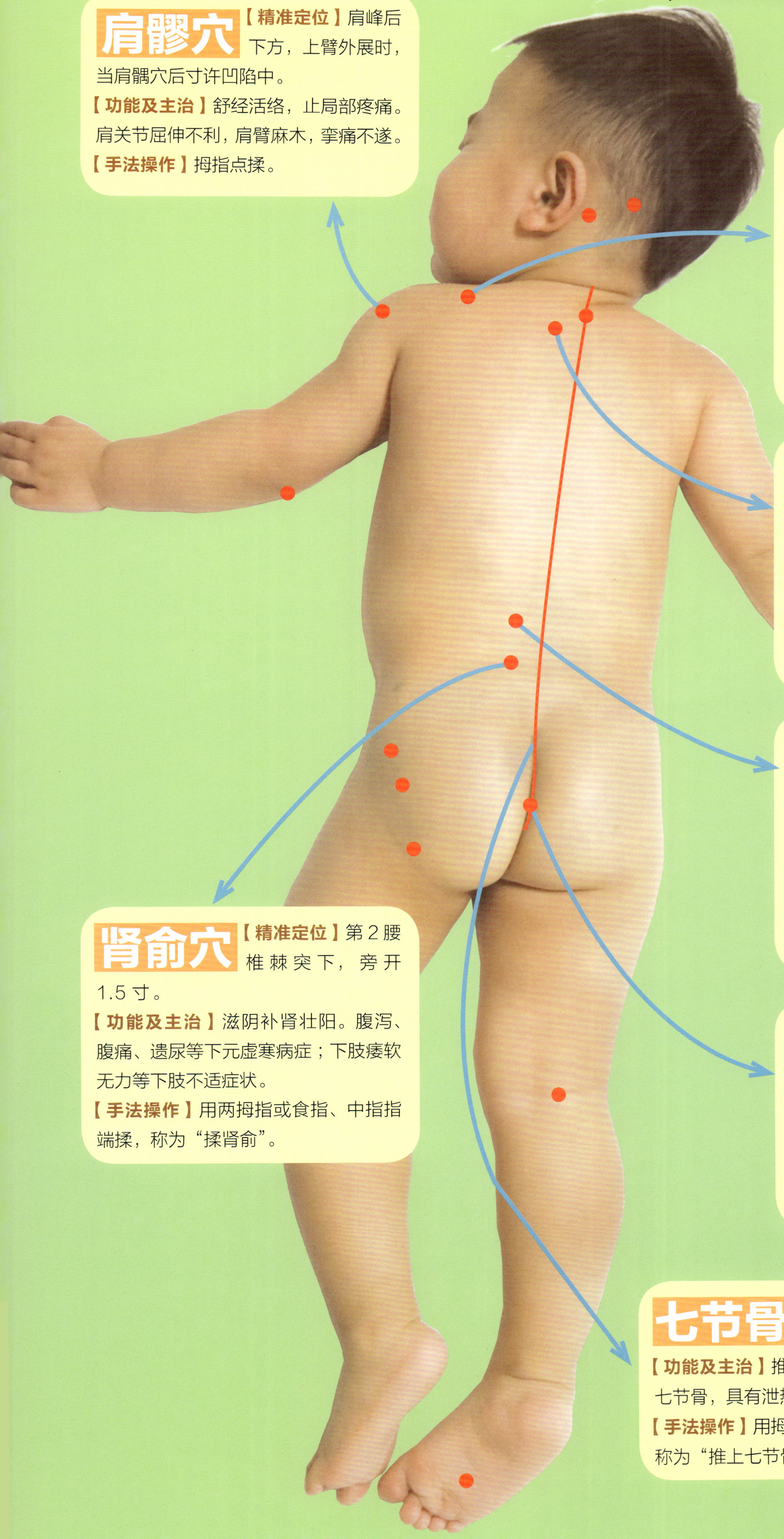

肩髎穴 【精准定位】肩峰后下方，上臂外展时，当肩髃穴后寸许凹陷中。

【功能及主治】舒经活络，止局部疼痛。肩关节屈伸不利，肩臂麻木，挛痛不遂。

【手法操作】拇指点揉。

肩井穴 【精准定位】在大椎与肩峰连线的中点，肩部筋肉处。

【功能及主治】宣通气血，发汗解表，通窍行气。发热、恶寒等外感表证；上肢抬举不利、肩背不适等上肢、肩背症状。

【手法操作】用拇指与食指、中指对称用力提拿，称为“拿肩井”。

肺俞穴 【精准定位】第3颈椎棘突下，旁开1.5寸。

【功能及主治】通调肺气，补虚损，止咳。咳嗽、气喘、胸闷等肺部病症；发热、咽痛等外感症状。

【手法操作】用两拇指或食指、中指指端揉，称为“揉肺俞”。

脾俞穴 【精准定位】第11胸椎棘突下，旁开1.5寸。

【功能及主治】健脾渗湿，助运化。呕吐、腹泻、疳积、食欲不振；水肿、四肢乏力、咳嗽。

【手法操作】用食指、中指指端揉，称为“揉脾俞”。

肾俞穴 【精准定位】第2腰椎棘突下，旁开1.5寸。

【功能及主治】滋阴补肾壮阳。腹泻、腹痛、遗尿等下元虚寒病症；下肢痿软无力等下肢不适症状。

【手法操作】用两拇指或食指、中指指端揉，称为“揉肾俞”。

龟尾穴 【精准定位】在尾椎骨骨端。

【功能及主治】通调督脉经气，调理大肠，既能止泻，又能通便。泄泻、便秘、脱肛、遗尿等症。

【手法操作】用拇指或中指指端揉，称为“揉龟尾”。

七节骨 【精准定位】第4腰椎棘突至尾椎骨骨端（长强穴）成一直线。

【功能及主治】推上七节骨，具有温阳止泻的作用；推下七节骨，具有泄热通便的功能。泄泻、便秘、脱肛等症。

【手法操作】用拇指外侧或食指、中指指面自下而上直推，称为“推上七节骨”；反之，称为“推下七节骨”。

儿童特效穴位

（手部穴位一）

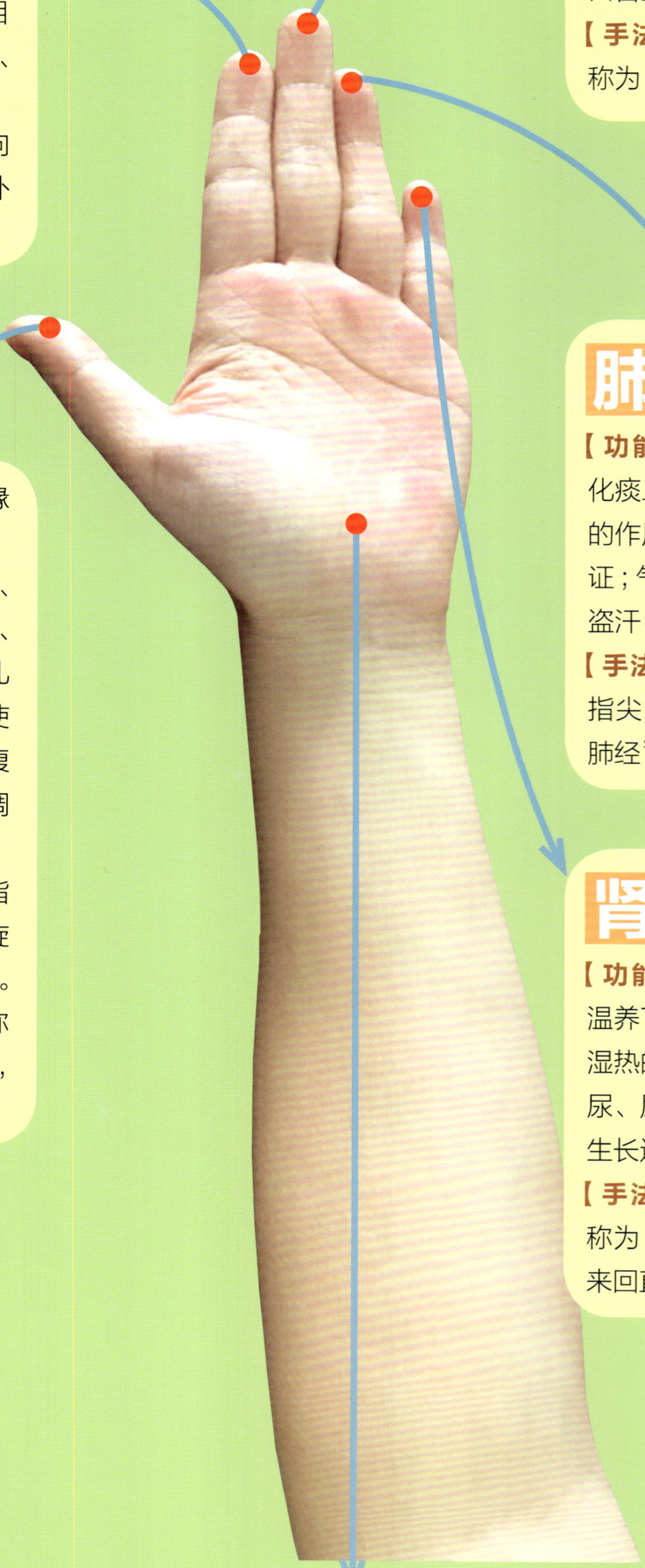

肝经

【精准定位】食指末节罗纹面。

【功能及主治】清肝经，有平肝泻火、解郁除烦、息风止痉的作用；肝经宜清不宜补，肝虚时可以用补肾经代替。目赤、惊风、咽干口苦等肝经病症；烦躁、易怒、抑郁等情志病症。

【手法操作】用推法自食指指根推向指尖，称为“清肝经”；反之，为“补肝经”。

脾经

【精准定位】拇指外侧缘或拇指末节罗纹面。

【功能及主治】补脾经，有健脾养胃、调补气血的作用；清脾经，有清热利湿、化痰止呕的作用；推补脾经，用于小儿体虚、正气不足，患斑疹热病时，可使瘾疹透出，但手法宜快，用力宜重。腹泻、便秘、痢疾、食欲不振等脾气失调症状；生长迟缓、小儿痴呆。

【手法操作】将患儿拇指屈曲，循拇指外侧缘由指尖向指根方向直推，或者旋推拇指末节罗纹面，统称为“补脾经”。将患儿拇指伸直，自指根推向指尖，称为“清脾经”。若来回直推为平补平泻，称为“清补脾经”。

心经

【精准定位】中指末节罗纹面。

【功能及主治】清心经，有清热、退心火的作用；心经宜清不宜补，若需补法，可以用补脾经代替。五心烦热、惊惕不安、夜啼等心神被扰病症；小便短赤、口舌生疮等心经病症。

【手法操作】用推法自指根推向指尖，称为“清心经”。

肺经

【精准定位】无名指末节指面。

【功能及主治】清肺经，有清肺泄热、化痰止咳的作用；补肺经，有补益肺经的作用。感冒、咳嗽、恶风寒等外感表证；气喘、痰鸣等肺气受阻病症；自汗、盗汗、遗尿、脱肛等肺气亏虚病症。

【手法操作】用推法自无名指指根推向指尖，称为“清肺经”；反之，为“补肺经”。

肾经

【精准定位】小指末节罗纹面。

【功能及主治】补肾经，有补肾健脑、温养下元的作用；清肾经，有清利下焦湿热的作用。久病体虚；五更泄泻、遗尿、尿频、夜尿、小便淋漓刺痛；虚喘、生长迟缓。

【手法操作】用推法自指根推向指尖，称为“补肾经”；反之，为“清肾经”；来回直推，为“清补肾经”。

小天心穴

【精准定位】大小鱼际交接处凹陷中。

【功能及主治】清热，明目，利尿。惊风、抽搐、烦躁不安、夜啼、小便短赤、癃闭、目赤肿痛等病症。

【手法操作】用拇指端揉，称为“揉小天心”。

儿童特效穴位

（手部穴位二）

四横纹

【精准定位】手掌面，第 2 至第 5 指间的关节横纹。

【功能及主治】调和气血，消胀。气血不畅；消化不良、疳积、腹痛、腹胀、唇裂等症。

【手法操作】四指并拢，从食指横纹处推向小指横纹处，称为“推四横纹”。

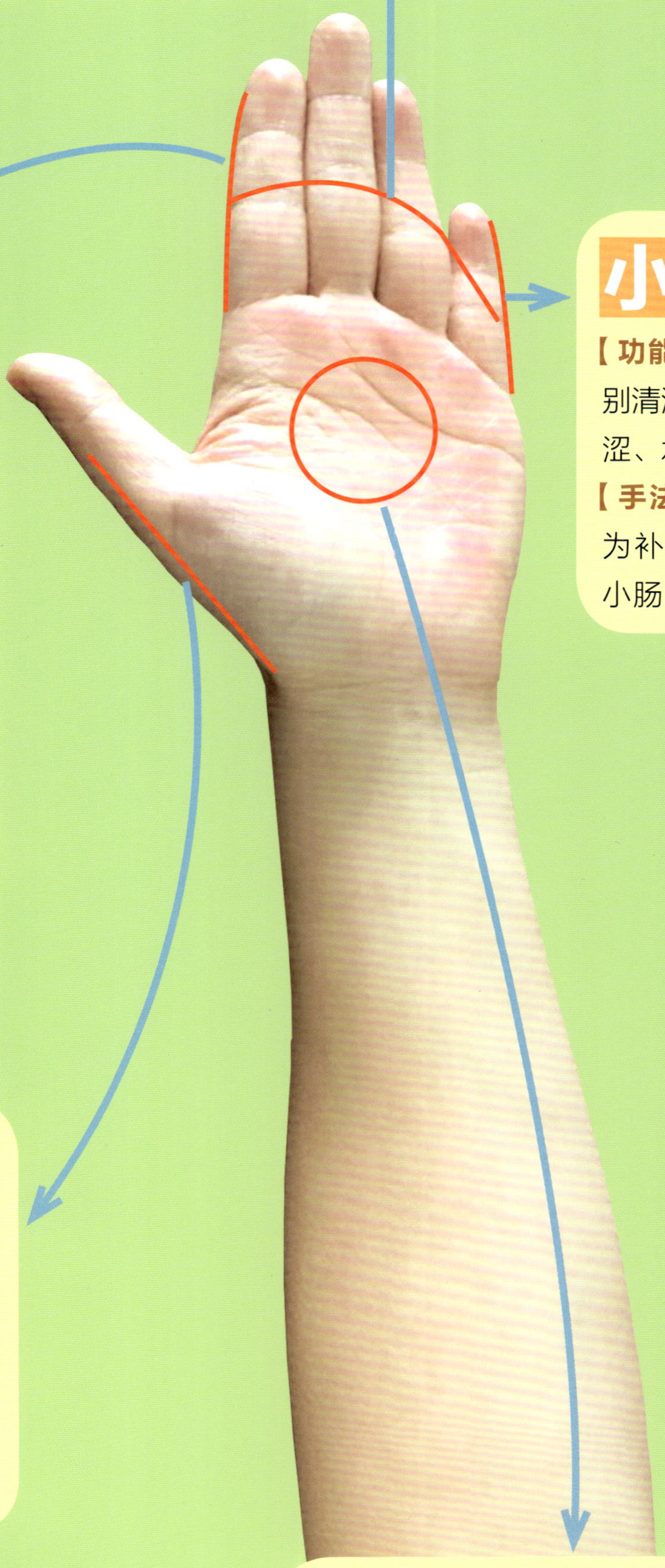

大肠

【精准定位】在食指外侧缘，指尖至虎口成一直线。

【功能及主治】补大肠，有涩肠固脱、温中止泻的作用；清大肠，有清利肠腑、祛湿热、导积滞的作用。泄泻、便秘、痢疾、脱肛等症。

【手法操作】用右手拇指外侧面，自指尖推向虎口为补，称为“补大肠”；反之，为“清大肠”。

小肠

【精准定位】小指内侧缘，指尖至指根成一直线。

【功能及主治】清小肠，有清热利尿、泌别清浊的作用；本穴很少用补法。小便赤涩、水样泄泻、口舌糜烂等症。

【手法操作】用推法自指尖向指根直推为补，称为“补小肠”；反之，为“清小肠”。

胃经

【精准定位】大鱼际外侧赤白肉际，从掌根至拇指根部。

【功能及主治】清中焦湿热，和胃降逆，泻胃火，除烦止渴。呕吐、呃逆、便秘、胃胀、胃痛等症。

【手法操作】用拇指或中指从掌根推至拇指根部，称为“清胃经”。

内八卦

【精准定位】手掌面，以掌心为圆心，以圆心至中指根横纹内 2/3 和外 1/3 交界点为半径。

【功能及主治】理气化痰，行滞消食。咳嗽、气喘、胸闷、呕吐、呃逆等气机不利的病症；便秘、疳积。

【手法操作】画一圆，八卦穴即在此圆上。按顺时针方向用运法，周而复始，称为“运内八卦”。

儿童特效穴位

（手部穴位三）

板门【精准定位】手掌大鱼际平面。

【功能及主治】健脾和胃，消食导滞。食积、腹胀、呕吐、泄泻、食欲不振等胃气失和病症；气喘、嗳气等气机阻滞病症。

【手法操作】用拇指揉大鱼际平面中点，称为“揉板门”。

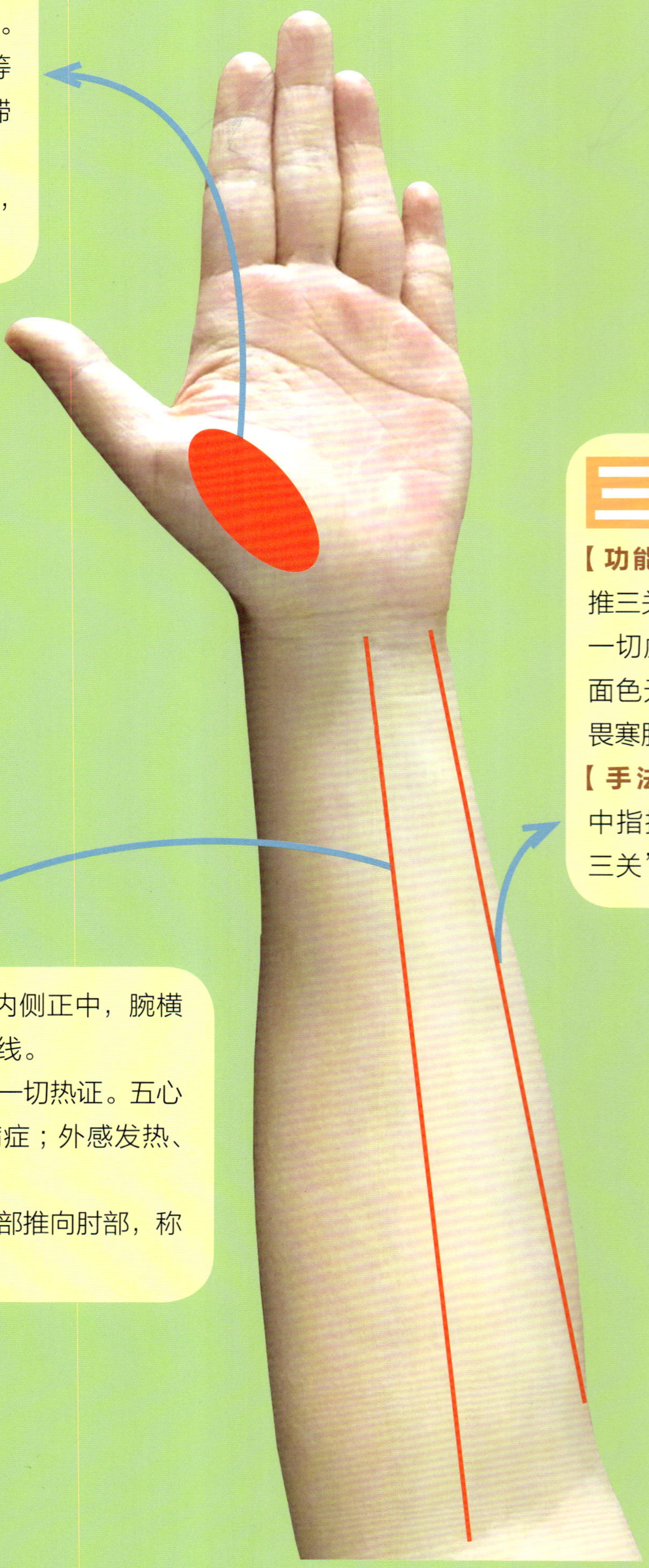

三关【精准定位】前臂外侧，阳池至曲池成一直线。

【功能及主治】补气行气，温阳散寒。推三关，有益气活血、发汗解表的作用。一切虚寒证。腹痛、腹泻、四肢厥冷、面色无华、疳积等阳气不足证；感冒、畏寒肢冷、疹出不透等外感表证。

【手法操作】用拇指外侧面或食指、中指指面，自腕推向肘部，称为“推三关”。

天河水【精准定位】前臂内侧正中，腕横纹至肘横纹成一直线。

【功能及主治】清热解表，泄热除烦。一切热证。五心烦热、口燥咽干、唇舌生疮等热性病症；外感发热、头痛、咽痛等外感热证。

【手法操作】用食指、中指指腹，从腕部推向肘部，称为“清天河水”。